医療を学ぶ学生のための

解剖の手引き
―モチベーションを上げる解剖実習―

骨学実習・組織学総論実習・解剖学標本見学実習

松尾拓哉
平塚儒子 共著

時潮社

まえがき

　近年、医学、歯学のみならず、医療専門職を目ざす大学・専門学校において人体の構造を扱う学問分野（解剖学や人体構造学など）を学ぶ機会が増している。人体の構造は、実に巧妙に精微につくられている。人体の組織・器官の立体的なつながりを学ぶことは、あらためて生命の尊厳について考える機会となり、専門職を目ざす学生の自覚を深めることができるきわめて有意義な学習の機会といえる。

　本書は、医療専門職を目ざす学生が「骨学実習」「組織学総論実習」「解剖学標本見学実習」を受講する際の手引き書として使用されることを想定した。本書に使用したイラストと写真は、すべて近畿大学医学部所蔵の標本を観察・参照して作成した。骨学実習と組織学総論実習の解説は、近畿大学医学部第1解剖学教室（谷村孝教授1978年〜1998年在任）が学生教育のために使用した補助教材（骨学実習要項、組織学実習要項）を参考に作成した。解剖学標本見学実習の解説は、近畿大学医学部において実施されている医療系大学・専門学校の解剖学標本見学実習のなかで、著者が関わった実習において補助教材として学生に配布している解剖学標本見学チェックリストをもとに作成した。

　「骨学実習の手引き」「解剖学標本見学実習の手引き」では、標本観察の目安としてイラストを載せたが、人体各部位すべてを網羅はしていない。また、「組織学総論実習」の組織標本写真は、組織標本の状態や撮影などの条件が限られているため、詳細な部位の確認が困難な場合もあるかと思われる。実習に臨んでは、本書を参考にスケッチを描き、写真や図譜の豊富な参考書を参照して、それぞれの項目の確認を行っていただきたい。本書を通じて畏敬と驚嘆の念をもって人体について深く学ばれることを願っている。

　本書の内容について、ご意見・ご叱正をお寄せいただければ幸いである。終わりに、本書の執筆を薦めてくださった平塚儒子先生（元帝塚山学院大学教授）並びに出版に当たり種々ご尽力くださった、時潮社の相良智毅氏はじめ編集部のスタッフに厚く御礼申し上げる。

2016年3月

松尾拓哉

目　次

まえがき……………………………………………………………………………………………3

第1章　骨学実習の手引き

1．骨学実習に際して……………………………………………………………………12

　　1.1　骨学実習の目的　*12*

　　1.2　実習の準備と心得　*12*

　　1.3　人体骨格を使用する場合（共用の人体骨格模型を含む）　*12*

　　1.4　樹脂製模型を使用する場合（共用の樹脂製人体骨格模型を含む）　*12*

　　1.5　準　備　*13*

　　1.6　学習区分　*13*

　　1.7　スケッチ　*13*

　　1.8　観察の要点　*13*

2．全身の骨……………………………………………………………………………14

　　2.1　人体各区分の骨　*14*

　　　①体幹骨、Bones of trunk　*14*

　　　②上肢骨、Bones of upper limb　*14*

　　　③下肢骨、Bones of lower limb　*15*

3．骨の観察……………………………………………………………………………15

　　3.1　体幹骨、Bones of trunk　*15*

　　　①脊柱、vertebral column or spine　*15*

　　　②椎骨、vertebrae　*16*

　　　③胸郭、thoracic cage　*19*

　　3.2　上肢骨、Bones of upper limb　*21*

　　　①上肢帯、bones of the pectoral (shoulder) girdle　*21*

　　　②自由上肢骨、bones of the upper extremity　*22*

　　3.3　下肢骨、Bones of lower limb　*25*

　　　①下肢帯、pelvic girdle　*25*

　　　②自由下肢骨、bones of the lower extremity　*27*

　　3.4　脳頭蓋骨、Bones of head　*30*

　　　①頭蓋、cranium or skull　*30*

　　　②頭蓋冠、calvaria or vault　*31*

　　　③内頭蓋底、internal base of skull　*31*

　　　④外頭蓋底、external base of the skull　*32*

　　　⑤個々の頭蓋骨、individual cranial bones　*32*

3．5　顔面頭蓋骨、Bones of face　33
　　①眼窩、orbit　33
　　②頬骨弓、zygomatic arch　33
　　③鼻腔、nasal cavity　33
　　④副鼻腔、paranasal sinuses　34
　　⑤骨口蓋、bony palate　34
　　⑥側頭窩、側頭下窩および翼口蓋窩、temporal, infratemporal and pterygopalatine fossa　34
　　⑦下顎骨、mandible　34
　　⑧顎関節、temporomandibular joint（T-M joint）　34
　　⑨個々の顔面骨、individual facial bones　34

第2章　組織学総論実習の手引き

1．観察準備 ……………………………………………………………………38
　1．1　予　習　38
　1．2　準　備　38
　1．3　顕微鏡　38
　1．4　観　察　38
　1．5　考　察　39
　1．6　スケッチおよびレポート　39

2．顕微鏡の取り扱い方 …………………………………………………………40
　2．1　基本操作　41

3．上皮組織　Epithelial tissue ……………………………………………42
　3．1　予　習　42
　3．2　上皮組織観察標本　42
　3．3　キーワード　42
　3．4　観　察　44
　　①上皮組織：単層扁平上皮、空腸、ヒト、HE染色　44
　　②上皮組織：単層立方上皮、腎臓、ヒト、HE染色　45
　　③上皮組織：単層円柱上皮、空腸、ヒト、HE染色　45
　　④上皮組織：多列線毛円柱上皮、気管、ヒト、HE染色　46
　　⑤上皮組織：重層扁平上皮、口唇、サル、HE染色　47
　　⑥上皮組織：移行上皮、膀胱、ヒト、HE染色　49
　　⑦外分泌腺、顎下腺、ヒト、HE染色　50
　　⑧全分泌腺、頭皮、ヒト、HE染色　51
　　⑨アポクリン腺、腋窩、サル、HE染色　52
　　⑩内分泌腺と外分泌腺、膵臓、ヒト、Azan染色　53

4．支持組織1　Supporting tissue 1 ………………………………………………54
4.1　予　習　54
4.2　支持組織1　観察標本　55
4.3　キーワード　55
4.4　観　察　55
①疎性結合組織、腹部の皮膚、ヒト、HE染色　55
②疎性結合組織、腹部の皮膚、ヒト、ワイゲルトレゾルシン-フクシン染色　57
③細網線維、肝臓、サル、渡銀染色　57
④密性結合組織、アキレス腱、縦断、ヒト、HE染色　58
⑤膠様組織、臍帯、ヒト、HE染色　59
⑥脂肪組織、腹部の皮膚、ヒト、HE染色　60

5．支持組織2　Supporting tissue 2 ………………………………………………61
5.1　予　習　61
5.2　支持組織2　観察標本　61
5.3　キーワード　62
5.4　観　察　62
①軟骨組織：硝子軟骨、気管、ヒト、HE染色　62
②軟骨組織：弾性軟骨、耳介、サル、HE染色　64
③軟骨組織：弾性軟骨、耳介、サル、ワイゲルトレゾルシン-フクシン染色　65
④軟骨組織：線維軟骨、椎間板、サル、HE染色　66
⑤骨組織：骨、脛骨、ヒト、横断と縦断、チオニン・ピクリン酸染色　67

6．血液、リンパおよび組織液　Blood (body fluid) ………………………………69
6.1　予　習　69
6.2　血液、リンパおよび組織液　観察標本　69
6.3　キーワード　69
6.4　観　察　70
①血液塗抹標本、メイ-グルンワルド-ギムザ染色　70

7．筋組織　Muscular tissue ………………………………………………………73
7.1　予　習　73
7.2　筋組織　観察標本　73
7.3　キーワード　74
7.4　観　察　75
①筋組織：骨格筋、縦断、ヒト、HE染色　75
②筋組織：心筋、心臓、ヒト、HE染色　76
③筋組織：平滑筋、膀胱、ヒト、HE染色　77
参考：筋・腱移行部、ヒト、HE染色　78

8．神経組織　Neural tissue ………………………………………………………………… 79
  8.1　予　習　79
  8.2　神経組織　観察標本　79
  8.3　キーワード　80
  8.4　観　察　80
    ①神経細胞、脊髄神経細胞解離、ウシ、カーミン染色　80
    ②神経細胞、脊髄、ネコ、渡銀染色　81

第3章　解剖学標本見学実習の手引き

1．解剖学標本見学実習に際して ……………………………………………………………… 84
  1.1　解剖学標本見学実習の目的　84
  1.2　解剖学標本見学実習の心得　84
2．観　察 ………………………………………………………………………………………… 85
  2.1　頭部および顔面　85
  2.2　中枢神経系　86
    ①脳　86
    ②脊髄　87
  2.3　感覚器系　87
    ①視覚器　87
    ②聴覚器　87
  2.4　頸　部　88
    ①咽頭、喉頭、食道の観察　88
    ②喉頭と気管・気管支の観察　88
    ③頸部の主な筋　88
  2.5　胸　部　89
    ①肺　89
    ②心臓　90
  2.6　腹　部　91
    ①胃　91
    ②小腸：十二指腸、空腸と回腸　92
    ③大腸：盲腸、結腸と直腸　92
    ④肝臓　93
    ⑤胆嚢　93
    ⑥膵臓　93
    ⑦脾臓　94
    ⑧腹部の血管　94
    ⑨腎臓　95

⑩骨盤内臓：女性骨盤内臓　*95*
　　⑪女性生殖器　*96*
　　⑫男性生殖器　*96*
　2.7　運動器系（骨格と骨格筋）および末梢神経系の観察　*97*
　　①頭部および顔面の骨と筋および末梢神経　*98*
　　②頸部の骨と筋および末梢神経　*98*
　　③胸部・腹部の骨と筋および末梢神経　*98*
　　④背部の骨と筋および末梢神経　*98*
　　⑤上肢（上肢帯、自由上肢）の骨と筋および末梢神経　*98*
　　⑥下肢（下肢帯、自由上肢）の骨と筋および末梢神経　*99*

終　章　さらなるモチベーションに向けて

「コメディカル課程学生における組織学実習受講後の解剖学に対する学習意識の変化」…*102*
　①解剖実習研修後の自己効力感の数と目標に向かうことのできる学生の関係　*103*
　②解剖実習における不安の有無と目標に向かって進む関係について　*104*
　③解剖実習研修後の自己効力感の数と自尊感情の関係　*104*

「解剖学標本実習を受講するとコメディカル学生は、ヒトの体の構造と機能は
　素晴らしいと感じる」………………………………………………………………*106*

参考図書　*108*

第1章
骨学実習の手引き

1．骨学実習に際して

1．1　骨学実習の目的

　人体構造の基本は骨格である。骨格は個々の骨があってその骨に筋や軟部組織が付着し、さらに血管と神経が加わって、ひとつの生体の骨となり、それらが構成されてひとつの個体ができる。人の身体を視診や触診する際の基本となる。さらにX線写真に投影された骨あるいはコンピューターによる画像を観察・分析する際、それらの像内に映る骨を基に病像の位置や大きさを推定することは、適格な診断を行うための基礎である。医学の第一歩として骨格およびそれぞれの骨についての形態と機能を学ぶ。

1．2　実習の準備と心得

　参考書、図譜および本書をよく読み予習を十分に行う。実習に当たっては指導書のみに頼るのではなく、参考書や図譜を常に十分に利用する。主要な骨については、骨名は、和名のみならず英語名も学習する。術語については、いたずらに暗記するのではなく、意味をよく理解して自然に身につくような学習を心掛ける。

1．3　人体骨格を使用する場合（共用の人体骨格模型を含む）

　遺骨を提供された故人に敬意を表し、謙虚な態度で実習に臨む。いかなる小部分といえども、実習室以外に持ち出してはならない。人体全身骨分解模型の骨は、それぞれ個人ひとりに由来する。したがって骨の一部を紛失することや、他の箱の骨と混合してはならない。骨は脱脂されているので一般的にもろくなっている。慎重に取扱い、落したり、また薄い部分（とくに顔面など）を不注意につまんだり、つついたりしない。小孔については馬の尾毛を通してどこに通じるかを確かめる。鉛筆などでつついてはならない。展示標本は所定の場所で観察し、みだりに動かしてはならない。

1．4　樹脂製模型を使用する場合（共用の樹脂製人体骨格模型を含む）

　いかなる小部分といえども実習室以外に持ち出してはならない。人体全身骨分解模型の骨は、ひとり分の個体に相当する。したがって骨の一部を紛失することや、他の箱の骨と混合してはならない。小孔については馬の尾毛を通してどこに通じるかを確かめる。鉛筆などでつついてはならない。展示標本は所定の場所で観察し、みだりに動かしてはならない。

1.5　準　備

各自で準備するもの
- 教科書および図の豊富な解剖学参考書
- ノートとスケッチ用鉛筆
- 拡大鏡・懐中電燈

実習室に準備されているもの
- 骨標本（人体骨格模型、人体全身骨分解模型）※
- 巻尺、分度器、馬の尾毛、ハンマー

　　※：本書では、人体骨格模型を10人から20人の共用、人体全身骨分解模型は、1人あるいは2人で観察することを前提としている。人体骨格模型と人体全身骨分解模型の両方を準備できない場合は、そのいずれかを共用で使用して実習を行ってもよい。また、それぞれの模型は樹脂製であっても学習の妨げにはならない。

1.6　学習区分

体幹骨、Bones of trunk
上肢骨、Bones of upper limb
下肢骨、Bones of lower limb
脳頭蓋骨、Bones of head
顔面頭蓋骨、Bones of face

1.7　スケッチ

スケッチ用ノートにスケッチを行う。

1.8　観察の要点

　常にからだ全体を考えて各骨の役割を把握する。個々の骨が生体でどの部位に存在しているかを確かめ、また支柱としてどのように個体の形態を維持しているかを考察するために、常に全身の骨格図譜を参照することが望まれる。とくに生体の外表観察で触れられるところを明らかにすることは重要である。それらのものは人類学的計測点であり、また病変記載の重要な指標となる。なお、内臓や脳髄の保護器官としての骨格の役割も学習する。
　受動的な運動器として運動時にどのような位置をとるかを考える。また隣接する骨との連結

状況（広義の関節）を調べる。

骨の構造を断面標本などで調べ、長骨や扁平骨などを比較検討する。また、骨の成分と機能との関係を考察する。造血器官としての骨髄はどのような骨のどの部分に見られるかを考える。

個々の骨について、形、大きさ、重さなどの特徴を観察する。筋・靱帯の付着とか血管・神経の通路になる面、線、突出、窩（くぼみ）ないし孔などを調べ、それらの存在意義を考える。

上下、前後、内外側を判断し、有対のものでは左右を判定する。左右差、個体差、性差、年齢差、人種差などを考察する。骨の発生、骨化とは何かを学習し、骨の発育を学習する。とくに長骨では骨端線の状況を観察する。

骨の病変にはどのようなものがあるか。さらに骨の構造と機能を併せ考えて研究するのもよい。例えば骨折 fracture はどの部位に多いか、その解剖学的理由は何か、脱臼 luxation とはどのような状態を表すか、などである。

こまかい部位の名称は今直ちに暗記する必要はないが、すべての骨の名と個々の骨の主要部位、主要関節名は十分に学習する。

自身の体にあてはめ、できるだけ多くのスケッチをするよう心掛ける。その際、絵ではなく半模式的に描くよう努め、必ず主要部位の名称を書き加える。

必ず予習をし、実習に当たっては単に図譜との照合に終わってはならない。

2．全身の骨

2.1　人体各区分の骨（図1）

①**体幹骨**、Bones of trunk

　頭蓋骨（頭蓋底と頭蓋冠）
　　脳頭蓋（神経頭蓋）：後頭骨、蝶形骨、側頭骨、前頭骨、篩骨
　　内臓頭蓋（顔面頭蓋）：下鼻甲介、涙骨、鼻骨、鋤骨、上顎骨、口蓋骨、頬骨、下顎骨、舌骨
　脊椎骨：頸椎、胸椎、腰椎、仙骨、尾骨
　胸骨：胸骨柄、胸骨体、剣状突起
　肋骨

②**上肢骨**、Bones of upper limb

　上肢帯：肩甲骨、鎖骨
　自由上肢：上腕骨、橈骨、尺骨、手根骨（舟状骨、月状骨、三角骨、豆状骨、大菱形骨、小菱形骨、有頭骨、有鈎骨）、中手骨、指骨（基節骨、中節骨、末節骨）

③下肢骨、Bones of lower limb

　下肢帯：寛骨

　自由下肢：大腿骨、脛骨、腓骨、膝蓋骨、足根骨（距骨、踵骨、舟状骨、楔状骨、立方骨）、
　　　　　　中足骨、趾骨（基節骨、中節骨、末節骨）

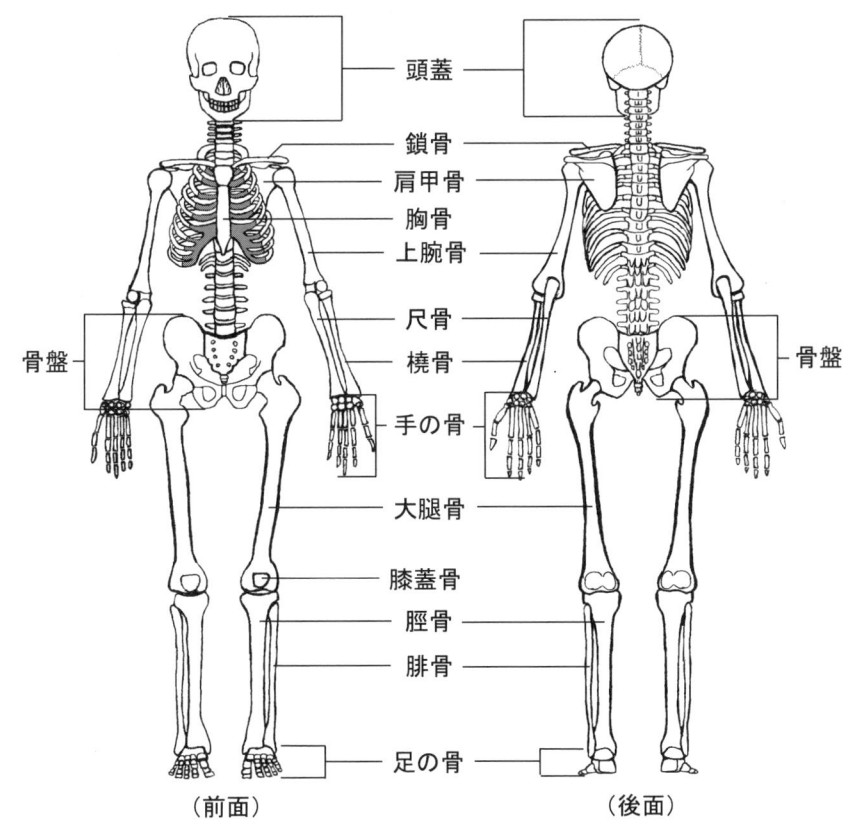

図1　全身骨格

3．骨の観察

3.1　体幹骨、Bones of trunk（図2）

①脊柱、vertebral column or spine

　脊柱を構成する椎骨の種類と個数を確認する。個々の椎骨を順番に並べる。それぞれの椎骨の連結は、どのようになっているかを観察する。椎間板はどれくらいの厚さをもつか、また、椎骨の高さによる差異を考える。人体骨格模型も参照して脊柱の生理的彎曲（前彎：lordosis、

後彎：kyphosis）を考察する。色々な姿勢をとる時、どう変るかを考える。二分脊椎（spina bifida）とは、どのような先天異常か。病的彎曲、側彎症（scoliosis）とは、どのような病気かを調べる。

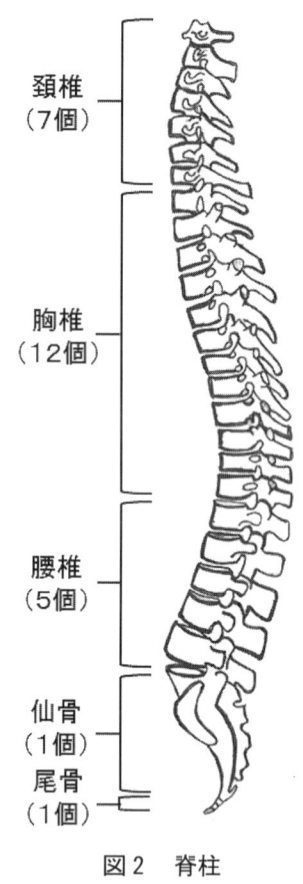

図2　脊柱

②椎骨、vertebrae（図3）

任意の胸椎（Ⅴ～Ⅷがよい）を選び出し、椎骨の一般形状についてスケッチを行う。椎体、椎弓、椎孔を観察する。何種類の突起があり、それぞれどのような役割をしているかを考える。椎体の上下面がきわめて粗である理由を考える。

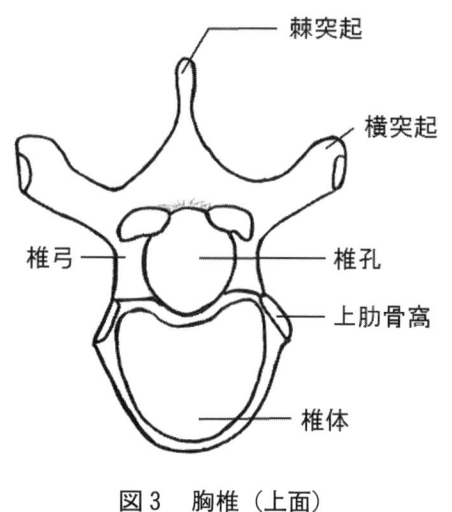

図3　胸椎（上面）

a．頸椎、cervical vertebrae（図4）

　頸椎（Ⅲ～Ⅵ）を選び出し、上記で観察した胸椎と比べて異なることは何かを考える。横突孔を通過する物を考える。環椎と軸椎の特有の形状を観察し、頭蓋骨の後頭骨の部位と連結させてその運動を観察する。歯突起の発生学的な由来を考察する。頸椎Ⅶの棘突起はきわめて長大である。その臨床的意義は何かを考える。別名を調べる。頸肋（cervical rib）について調べる。

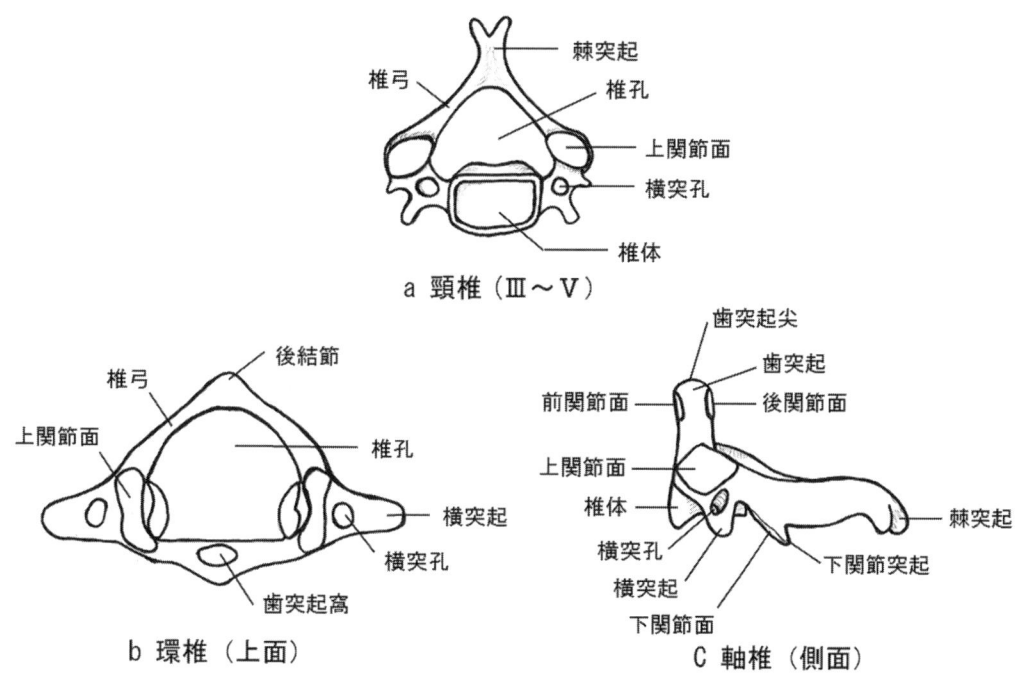

図4　頸椎

b．胸椎、thoracic vertebrae（図3、図5）

　肋骨との関節面を見て肋骨を連結させる。その関節部位を確かめる。椎体と棘突起の形が胸椎の高さによって違いがあることを観察する。

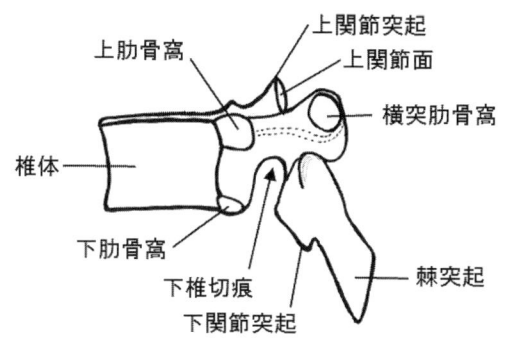

図5　胸椎（側面）

c．腰椎、lumbar vertebrae（図6）

頸椎・胸椎との違いを確認する。とくに突起について頸椎・胸椎と比較する。

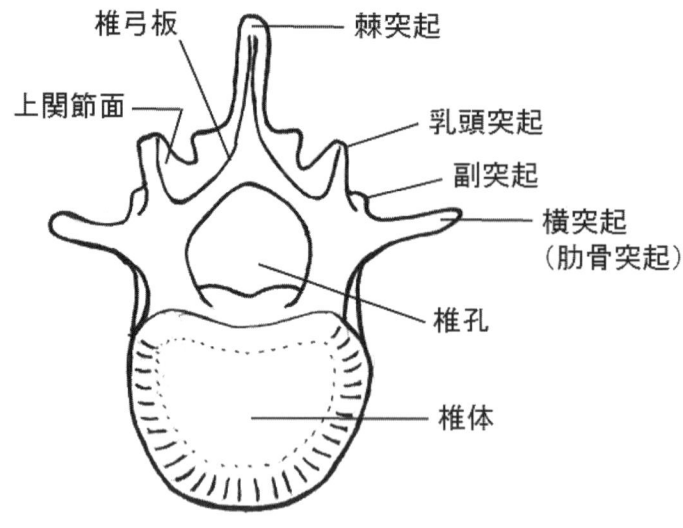

図6　腰椎（上面）

d．仙骨、sacrum（図7）

5個の仙椎がどのように癒合してどう変形したかを考える。岬角、正中仙骨稜、外側仙骨稜、前仙骨孔、後仙骨孔を観察する。しばしば腰椎Ⅴの仙骨化ないし仙椎Ⅰの腰椎化、または尾椎Ⅰの仙骨への癒合がみられる。性別の判断をしてみる。

e．尾骨、coccyx（図7）

何個の尾椎でできているかを確認する。

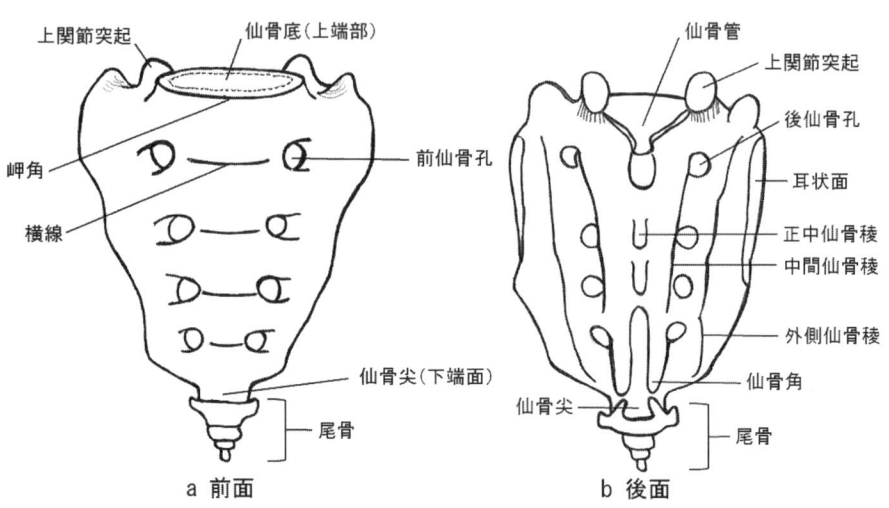

図7　仙骨と尾骨

③胸郭、thoracic cage

a．胸郭、thoracic cage（図8）

構成する骨の名称と部位を確認する。全体としてどんな形か。とくに側面からながめた像について考える。肋軟骨の胸郭形成における役割について人体骨格模型を用いて考える。胸骨下角の部位を確認する。呼吸による胸郭の変化を考える。

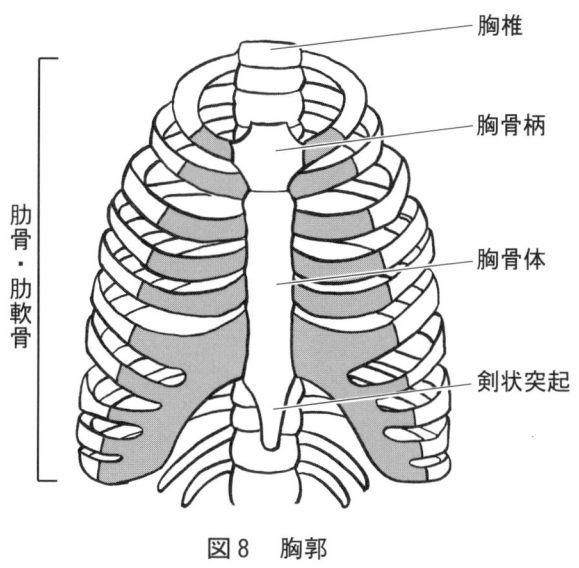

図8　胸郭

b．胸骨、sternum（図9）

胸骨の3つの区分を区別する。胸骨柄と胸骨体の癒合部は胸骨角である。体表からも触れることができることを確認する。剣状突起の骨化状態を確認する。肋骨窩では、対応する肋骨・肋軟骨を確認する。

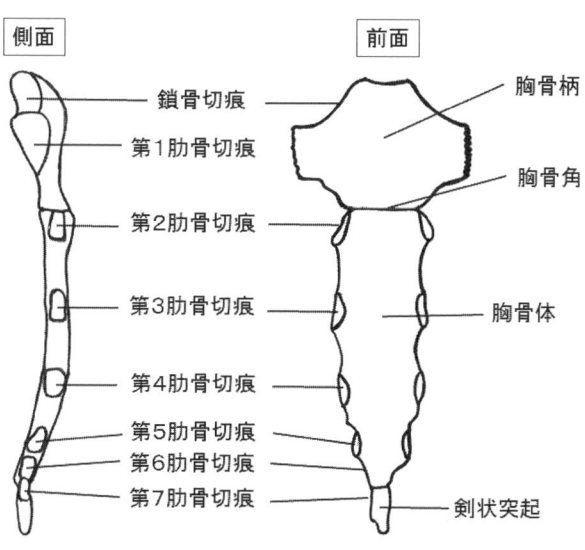

図9　胸骨

c．肋骨、ribs（図10）

任意の肋骨（Ⅲ〜Ⅹ）を選び出し、左右、上下を確認する。肋骨頭、肋骨頸、および肋骨体を区別し、どのように胸椎と連結するかを考える。第1肋骨、第2肋骨、第9肋骨、第11肋骨、第12肋骨の特異な形態を観察し、第3から第10肋骨がそれぞれ生体で確認できるかを試みる。最も長い肋骨はどれかを考える。

12対の肋骨と胸骨との結合状態を調べる。第1肋骨は生体では外表から触れることが可能かどうかを考える。肋軟骨とつながっていない肋骨を調べる。

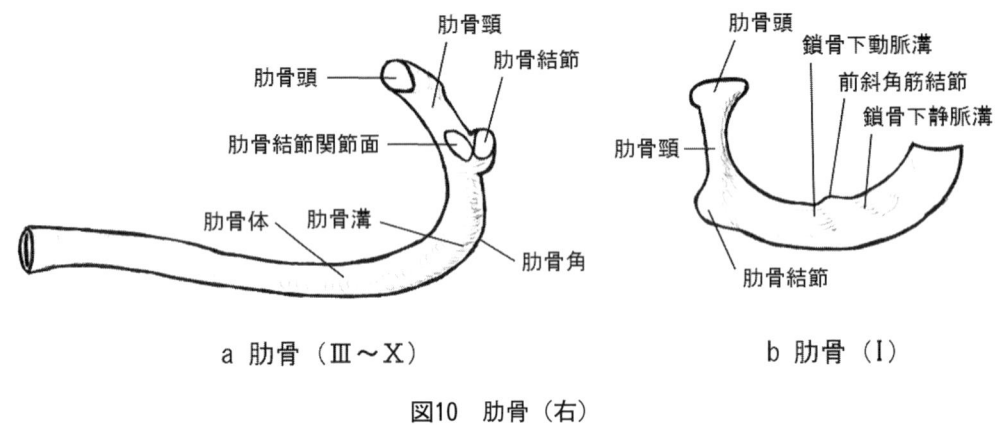

図10　肋骨（右）

3.2 上肢骨、bones of upper limb

①上肢帯、bones of the pectoral (shoulder) girdle

a．鎖骨、clavicle（図11）

全体の形状を観察する。生体で全骨長を触れることが可能である。触れて確認する。両側端部が粗である理由を考える。胸骨と肩甲骨の連結について考える。

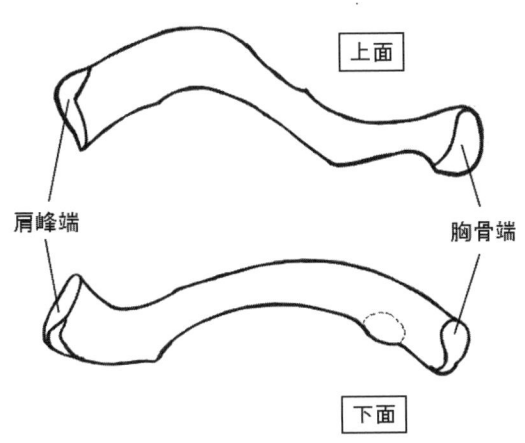

図11　鎖骨（右）

b．肩甲骨、scapula（図12）

前面から肩甲切痕、烏口突起、関節窩を観察する。烏口突起は生体で容易に触れることができるかどうかを考える。後面から肩甲棘とその上下の棘上窩と棘下窩を観察する。肩峰を生体と比較観察する。

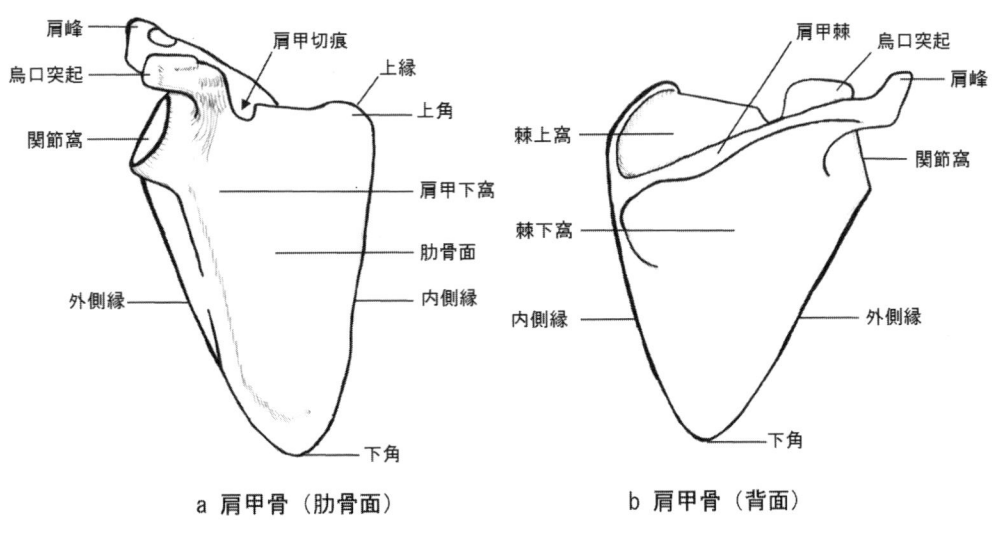

図12　肩甲骨（右）

②自由上肢骨、bones of the upper extremity
a．上腕骨、humerus（図13）

　上腕骨頭の上腕骨体に対してなす角度を測定する。解剖頸と外科頸を区別する。大結節と小結節を確認する。大結節と小結節の役割を考える。各々の隆起の下方に続く稜線を観察する。両隆起の間の溝を通過するものを調べる。上腕骨体の断面の形を考える。中央附近で三角筋粗面と橈骨神経溝を確認する。下端部の内側上顆と外側上顆さらに鈎突窩、橈骨窩、肘頭窩を観察する。また尺骨神経溝を確認し、自分の肘でこの部位を押して尺骨神経の存在を確かめる。

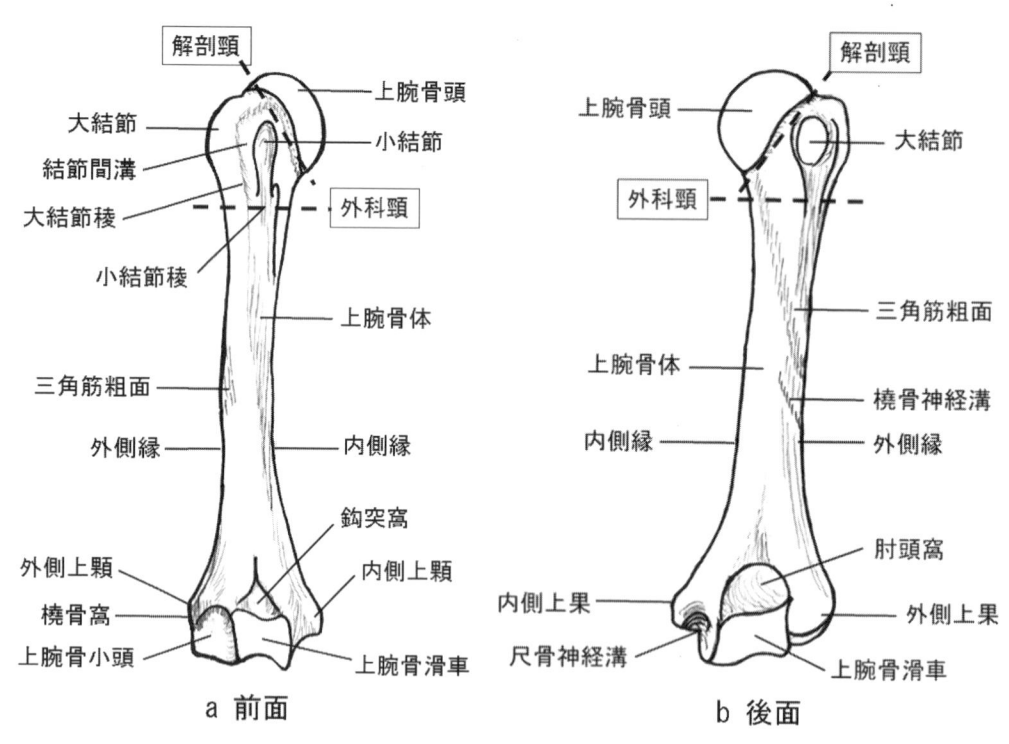

図13　上腕骨（右）

b．肩関節、shoulder joint

　最も運動の自由な関節であることに注目する。いわゆる肩を動かすということは、どういうことかを考える。肩関節を直接構成している2つの骨の他に、鎖骨も共に組み合せて運動を考える。

c．橈骨、radius（図14）

　橈骨頭が円盤状の形をしていることに注目する。前腕の運動（回内・回外）との関係を考える。橈骨体の3面3縁の向きを確かめる。橈骨粗面を観察する。下端では茎状突起と2つの関節面を観察する。

d．尺骨、ulna（図15）

　橈骨と異なり上端が大きいことを確認する。滑車切痕、肘頭、鈎状突起と橈骨切痕を観察する。尺骨体の彎曲、尺骨切痕を観察する。下端の尺骨頭に存在する茎状突起を生体で確認する。

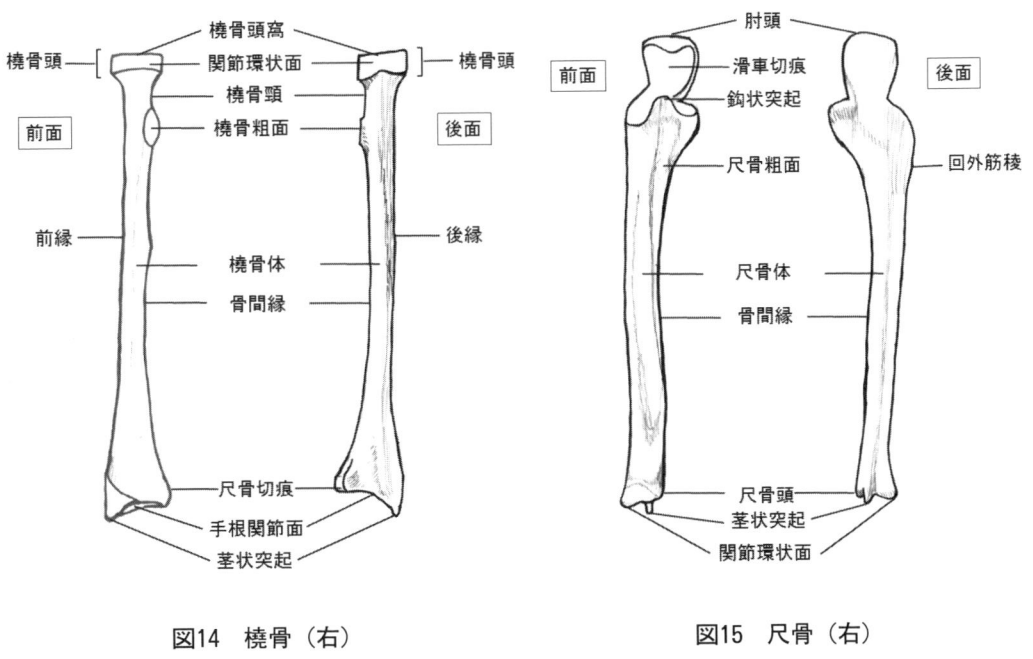

図14　橈骨（右）　　　　　　図15　尺骨（右）

e．肘関節、elbow joint

　肘関節を構成する3種類の骨を組み合せて肘関節の動きを観察する。自分の肘関節と比較する。解剖学的正位が自然の位置であるかを検討する。

f．手根骨、carpals（図16）

8個の短骨の配列を確認する。

　　近位列（母指側から）：舟状骨・月状骨・三角骨・豆状骨

　　遠位列（母指側から）：大菱形骨・小菱形骨・有頭骨・有鈎骨

橈骨手根関節と中手手根関節の構造を調べる。これらの骨の骨化は、小児の発育の指標にされていることに注目する。

g．中手骨、metacarpals（図16）

中手骨のなかで一番長い中手骨の生体での位置を確認する。底部、体部と頭部の区別をする。第1中手骨は、むしろ末節骨に似ていることに注目する。

h．指骨、phalanges（図16）

ひとり分の個数を確認する。それぞれの指での特徴を調べる。基節骨と中節骨の形態的な差を確認する。種子骨が存在すると思われる部位を考える。指の運動を考える。とくに対立とはどのような運動なのかを研究する。

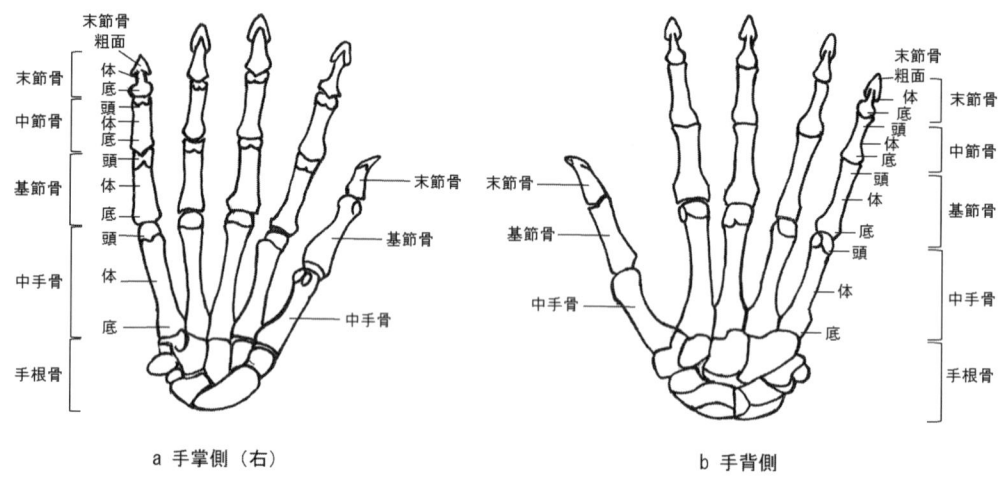

a 手掌側（右）　　　b 手背側

図16　手の骨（右）

3.3 下肢骨、bones of lower limb

①下肢帯、pelvic girdle

a．寛骨、hip bone（図17）

構成する骨を調べる。それらの骨の境界は明らかに見ることができるかどうか確認する。寛骨臼の位置、形などを観察する。弓状線を確かめ全体の形を把握する。閉鎖孔は生体ではどうなっているかを考える。

(1) 腸骨、ilium

殿筋面の様子はどのようになっているかを確認する。内側面では腸骨窩と仙骨盤面（さらに2部分に区分される）を観察する。腸骨稜と4つの腸骨棘を確かめる。

(2) 坐骨、ischium

どのような形をしているかを確認する。坐骨棘、大坐骨切痕、小坐骨切痕を観察する。坐骨結節を確かめる。生体ではどのような形態なのかを考察する。

(3) 恥骨、pubis

恥骨体と恥骨枝の区分について調査する。恥骨結合の形態を確認する。恥骨結合面の年齢変化について考える。

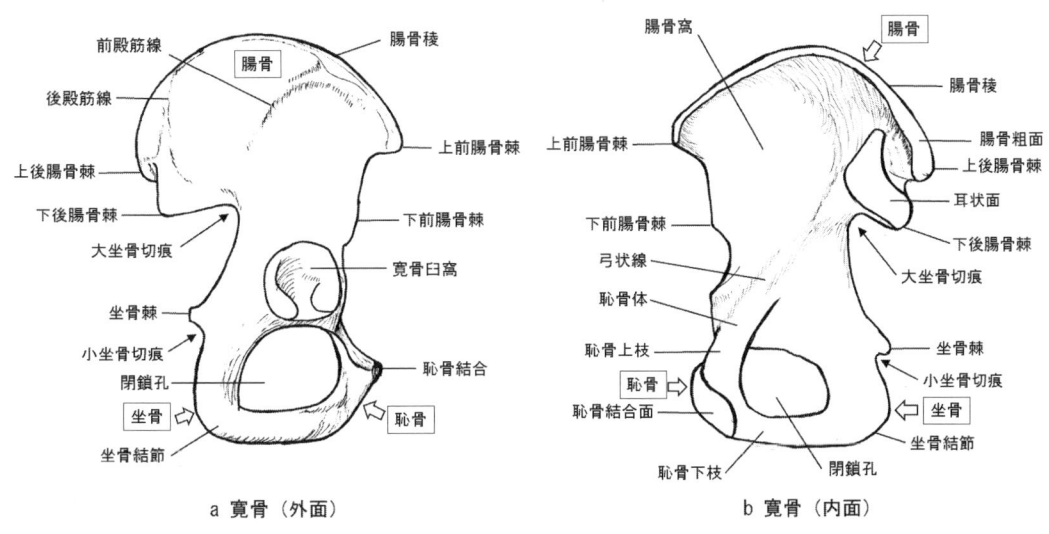

a 寛骨（外面）　　b 寛骨（内面）

図17　寛骨（右）

b．骨盤、pelvis（図18）

　骨盤を構成する骨について調査する。組立模型も参考にして観察を進める。大骨盤と小骨盤との境界の分界線を観察する。骨盤上口と骨盤腔は、それぞれどのような形をしているかを観察する。恥骨下角の角度を計測する。その他の所見を総合して自分の観察している骨盤の性を推定する。生体が直立位にあるとき骨盤は、どのような傾きをするかを考察する。女性骨盤において真結合線を測定する。平均値は11cmである。真結合線には産科的結合線と解剖学的結合線とがある。臨床上大切なのはどちらかを考える。分娩中の児頭の進行を考える。また、狭骨盤とは何かを考える。

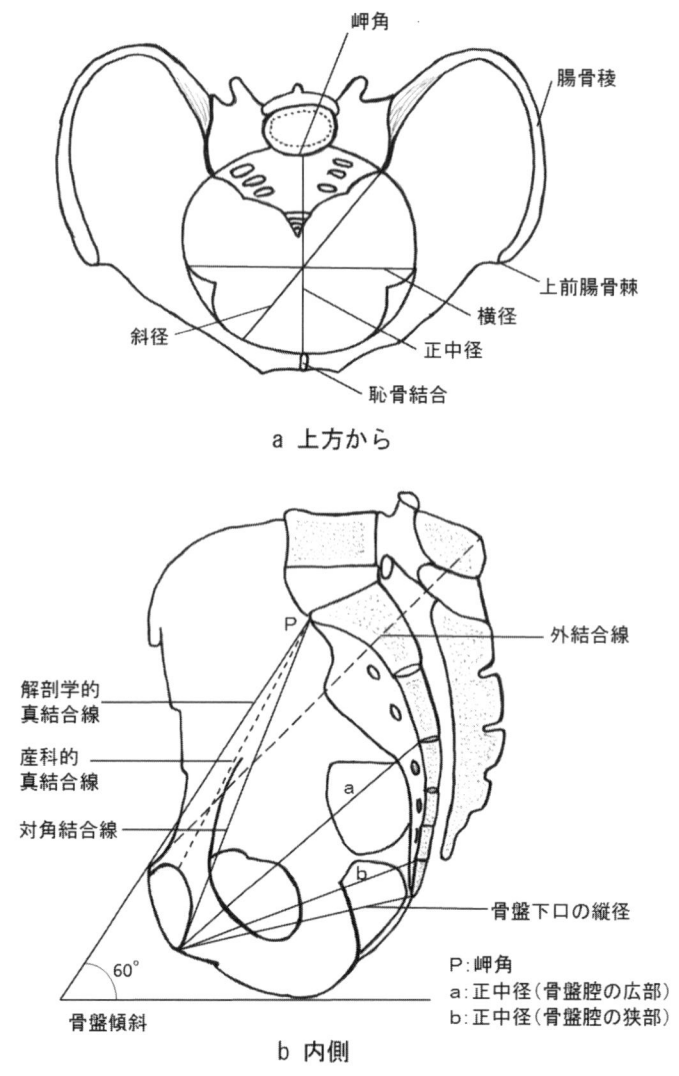

図18　骨盤の諸径

②自由下肢骨、bones of the lower extremity

上肢との相同性および位置の差を考察する。

　a．大腿骨、femur（図19）

　長さを測定し、それから身長を推定する。自身の大腿骨について、おおよその長さを測定し、身長の推定を試みる。大腿骨頭と大腿骨頸の観察後、頸体角を測定する。大転子・小転子を観察し、そこに何が付着するかを考える。転子間稜と転子窩の場所を確認する。大腿骨体では粗線を確かめる。内側唇と外側唇からなることを観察する。老人に多い大腿骨頸部骨折とは、どのようなものかを調査する。殿筋粗面には何がつくかを考える。下端部では内側上顆・外側上顆と内側顆・外側顆とはどう意味が違うかを理解する。顆間窩を確認する。生体で直立位にあるとき大腿骨体の長軸は地面に対し垂直でないが、内側顆・外側顆は、ほぼ同一水平面にあることを人体骨格模型で確かめる。

　b．股関節、hip joint

　関節窩が深く肩関節に比べて運動がかなり制限されていることを理解する。図譜あるいは人体骨格模型などを参照して靭帯のついている状態を考える。小児の重要な疾患に先天性股関節脱臼がある。先天性股関節脱臼について調査する。

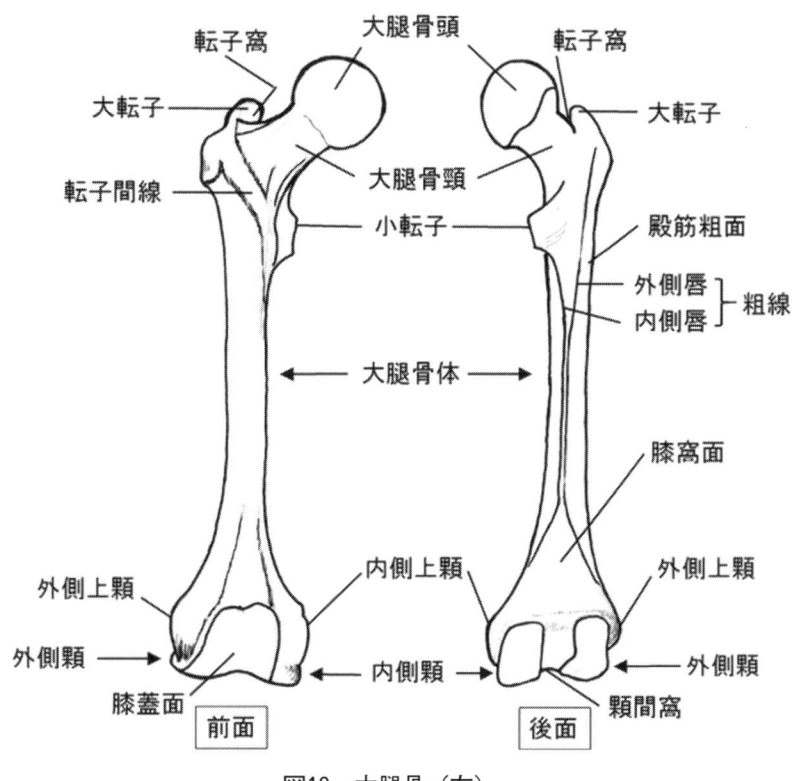

図19　大腿骨（右）

c．膝蓋骨、patella（図20）

種子骨であることに注目して前面と後面を観察する。

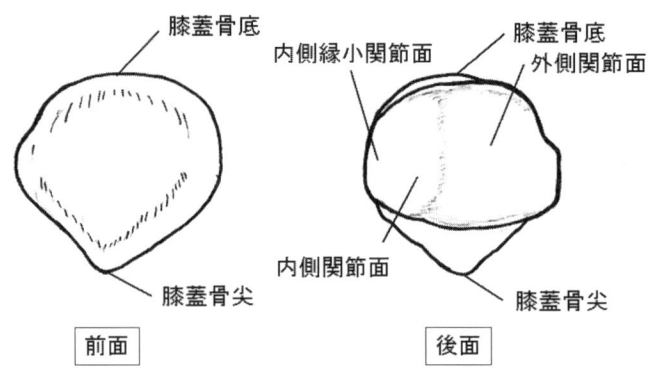

図20　膝蓋骨（右）

d．脛骨、tibia（図21）

上端では内側顆・外側顆と顆間隆起を観察する。生体では、脛骨体の前縁上2/3は直接皮下に出ていることを観察する。脛骨粗面につくものを調べる。膝蓋腱反射とは何か調べる。内果は生体ではどの部位に相当するか確認し、実際に触れてみる。

e．腓骨、fibula（図21）

腓骨頭と外果を観察する。脛骨との連結を調べる。前腕における回内、回外運動は下腿では可能かどうかを調べる。体重の支持にどれほどの役割を担っているかを考察する。

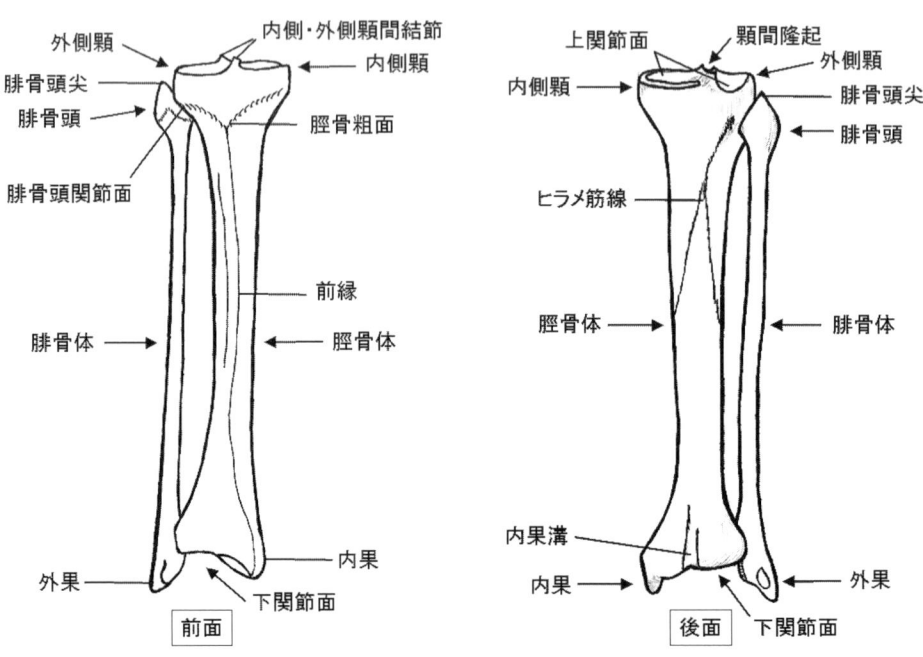

図21　下腿（脛骨と腓骨：右）

f．膝関節、knee joint

　大腿骨、膝蓋骨、脛骨、腓骨の4骨を連結し、膝関節を構成している骨について調べる。生体では内側半月と外側半月という線維軟骨が存在していることを考慮して、この関節の運動範囲を考える。

g．足根骨、tarsals（図22）

　何種類の骨がどのように配列しているかを確認する。脛骨、腓骨、距骨、踵骨の連結について確認する。足の関節について調査する。距腿関節に関係する骨について確認する。踵骨突起を観察する。

距骨・踵骨

舟状骨・立方骨

内側楔状骨・中間楔状骨・外側楔状骨

h．中足骨、metatarsal bone（図22）

指の位置による特徴を調べる。中手骨との差違を確認する。

i．趾骨、phalanges（図22）

　手の指骨との主な違いを確認する。第5指の中節骨と末節骨は、しばしば癒合している。直立時に重心がかかる部分は、足根骨以下のどの骨なのかを人体骨格模型において観察する。

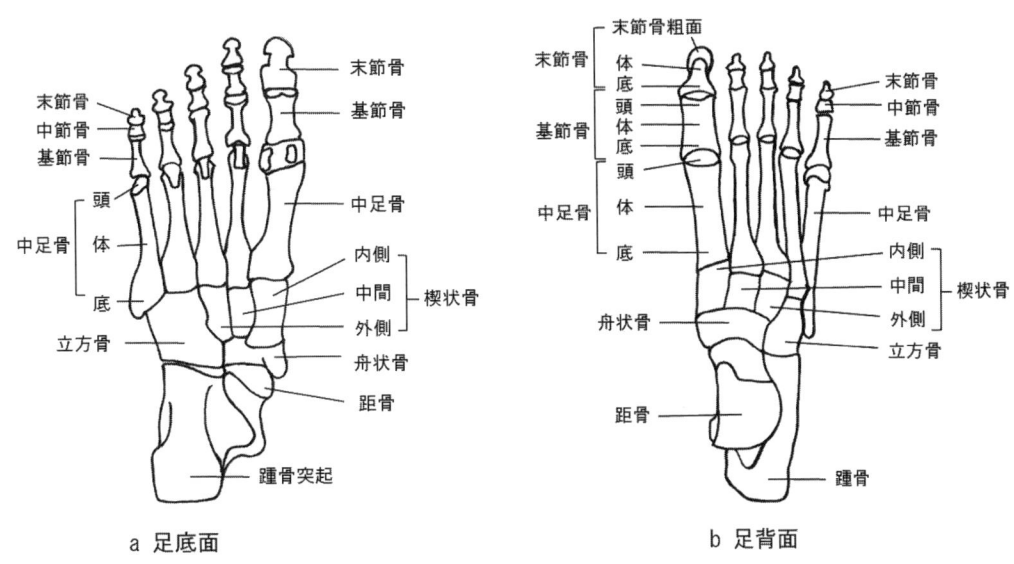

図22　足の骨（右）

3.4　脳頭蓋骨、Bones of haed

①頭蓋、cranium or skull（図23 a、b）

　頭蓋を構成する骨の名称・部位・個数を確認する。頭蓋の外観を観察する。左右の外耳道の最上縁の点と左の眼窩下縁の最下点が決定する平面（眼耳平面あるいは、フランクフルト平面）が水平になるよう頭蓋を置き、前後、両側、上下から観察する。脳頭蓋と顔面頭蓋の境界を確認する。頭蓋を構成する骨と顔面を構成する骨の名称・部位・個数を確認する。頭蓋の形成について発生学的に考察する。頭蓋腔の容積を適当な材料（豆など）を用いて概測する。メジャーを使用して頭蓋指数を測定する。

　頭蓋指数（cranial index）＝最大頭巾／最大頭長×100

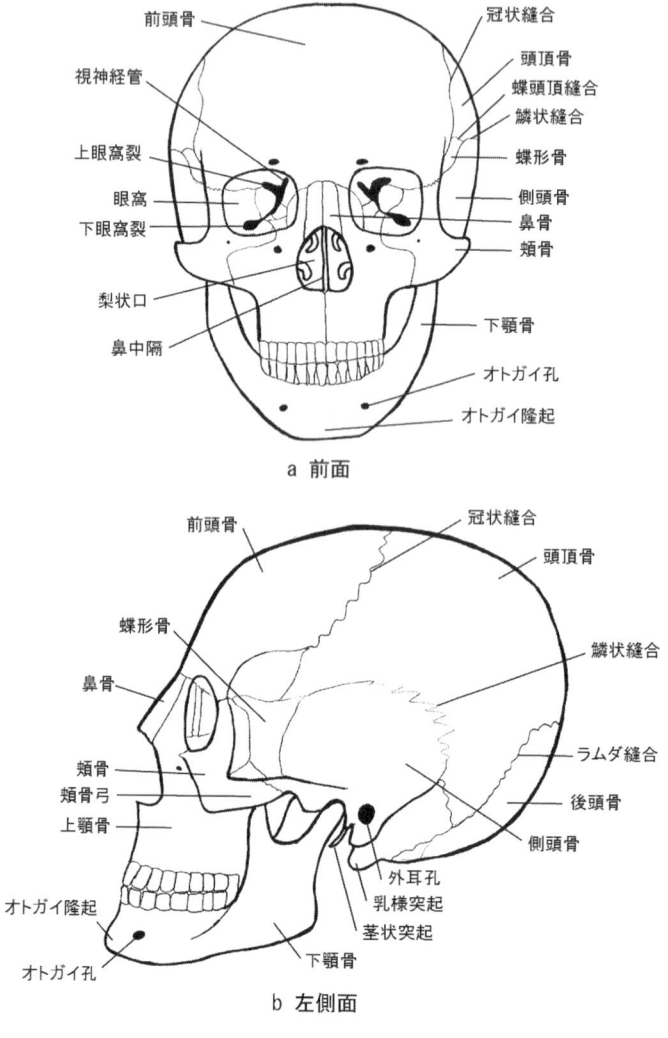

a　前面

b　左側面

図23　頭蓋

②頭蓋冠、calvaria or vault

　頭蓋冠を観察する。脳を摘出するために水平に切断された部位は必ずしも頭蓋冠と頭蓋底との境界ではない。縫合とはどのようなものかを学習する。胎児、新生児の頭蓋について、図譜あるいは標本を調べて泉門を観察する。眉間、眉弓、外耳道、外後頭隆起などを確かめ、鏡を見て自分のものと比較する。頬骨弓の突出を確認する。外面では二条の上側頭線・下側頭線に注目して、その役割について考える。内面では上矢状洞溝を確かめる。上矢状洞溝と動脈溝との違いについて考える。頭蓋骨の断面について、図譜あるいは標本を調べて板間層の構造を理解する。

③内頭蓋底、internal base of skull（図24）

　前頭蓋窩、中頭蓋窩、後頭蓋窩の３部を区別する。各部を構成している骨を確認する。それぞれの窩に納まる脳の部分を確認する。内頭蓋底のなかで薄い部分を確かめる。頭蓋底骨折を起こしやすい部位を考える。指圧痕のような不規則な凹凸は主として何によるものか考える。

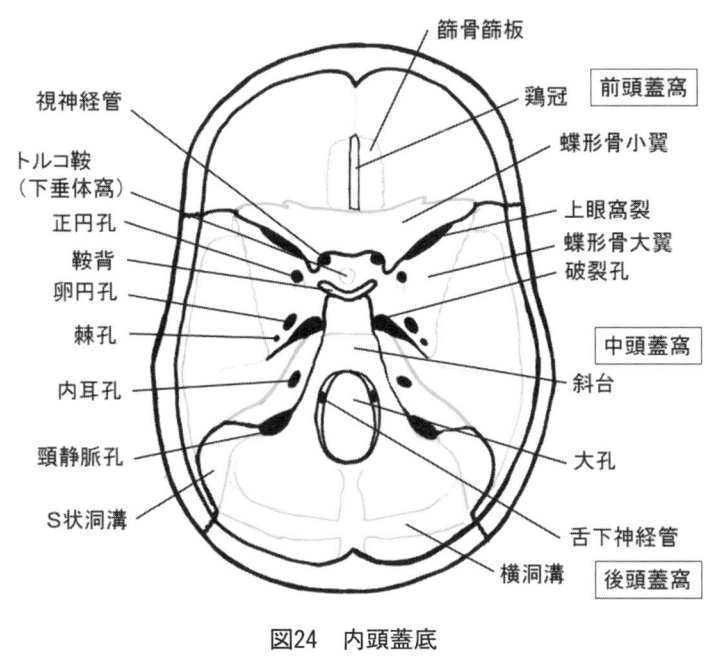

図24　内頭蓋底

a．前頭蓋窩、anterior cranial fossa（図24）

　篩板と鶏冠を観察する。鼻腔に通じる多数の小孔を確認する。小孔の役割は何か考える。盲孔を確認する。

b．中頭蓋窩、middle cranial fossa（図24）

　トルコ鞍と周囲の各突起ないし隆起を観察する。中頭蓋窩から頭蓋腔外へ交通する孔や裂には、(1)視神経管、(2)上眼窩裂、(3)正円孔、(4)卵円孔、(5)棘孔、(6)破裂孔、(7)頸静脈孔がある。

これらを確認する。これらの孔や裂を何が通過するかを考える。

　錐体の稜線部の方向を確認する。錐体前面では三叉神経圧痕、鼓室蓋、弓状隆起を観察する。大、小錐体神経の通る小溝を確認する。錐体後面では内耳孔および前庭小管外口を観察する。錐体の両面の稜線に存在する溝を調べる。

ｃ．後頭蓋窩、posterior cranial fossa（図24）

　斜台、頸静脈結節、内後頭隆起などを観察する。この後頭蓋窩から外に交通する孔には、(1)大（後頭）孔、(2)頸静脈孔（前後の2部分に分かれている）、(3)舌下神経管がある。それらを確認する。

　頭蓋底について、12対の脳神経が頭蓋を通過して外に出る経路を確認する。また頭蓋腔に出入する動静脈の通過する経路を考える。

④外頭蓋底、external base of the skull

　構成する骨の名称・部位・個数を確認する。大孔と後頭顆を観察する。乳様突起と茎状突起を観察する。茎乳突孔、乳突孔、頸動脈管、外耳道、顆管を観察する。それぞれに通るものを考える。耳管溝を確かめる。内頭蓋底から見た孔を逆に外頭蓋底からも追究する。環椎後頭関節を観察する。

⑤個々の頭蓋骨、individual cranial bones

　図譜あるいは頭蓋分解骨標本などを利用して、個々の骨について、さらに必要な部分を観察する。

(1) 前頭骨、frontal bone
(2) 頭頂骨、parietal bone
(3) 後頭骨、occipital bone：発生上多数の部位からなることを確かめる。
(4) 側頭骨、temporal bone：鱗部、鼓室部、岩様部の3部からなることに注目する。図譜あるいは展示の切断標本で鼓室の位置を確認する。
(5) 蝶形骨、sphenoid bone：体、大翼、小翼と翼状突起からなることを観察する。きわめて複雑な骨である。あらゆる方向から観察し、頭蓋のどの部位を占めるかを理解する。

3.5 顔面頭蓋骨、Bones of face

①眼窩、orbit（図25）

　左右の眼窩間の距離を測定する。眼窩の大きさを測定する。眼球の直径は、ほぼ24mmであることを参考にして、残りの部分はどのようなもので充たされるかを考える。全体としてどんな形で、眼窩軸はどの方向を差し示しているかを考える。眼窩を構成する骨について上下、内外側壁別に考える。どの壁が最も薄いかを考える。眼窩に開口する孔ないし切痕は何かを考える。(1)視神経管、(2)眼窩上孔、(3)前頭切痕、(4)上眼窩裂、(5)下眼窩裂、(6)前篩骨孔、(7)後篩骨孔、(8)頬骨顔面孔、(9)眼窩下孔、(10)鼻涙管を確認する。これらの管・孔・切痕・裂は、どこと交通しており、何が通るかを考える。涙腺窩と涙嚢窩を区別する。

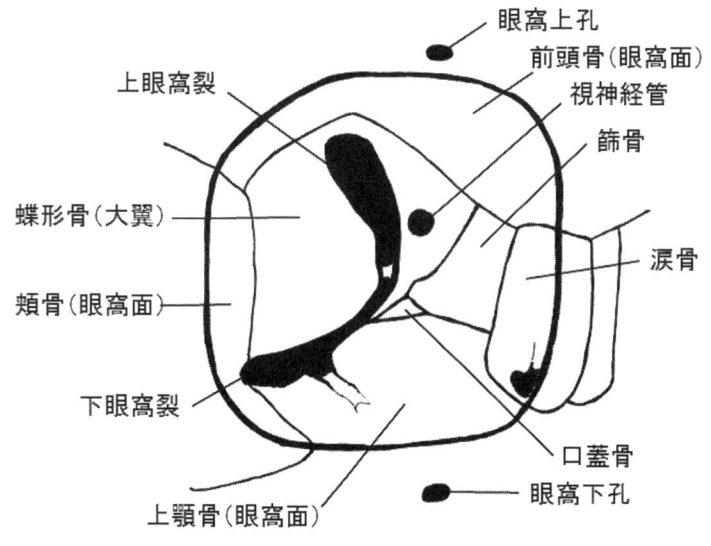

図25　眼窩（右側）

②頬骨弓、zygomatic arch

　構成する骨を確認する。自分自身と比較して、突出している状態を比較する。頬骨顔面孔、頬骨眼窩孔および頬骨側頭孔の開口部分を確認する。

③鼻腔、nasal cavity

　生体での外鼻と異なり、そぎとられたような形になっている理由を考える。梨状口と後鼻孔の形を比べる。各壁の構造を調べる。骨鼻中隔の状態（真っ直ぐか歪んでいるか）を確認する。3つの鼻甲介の特徴を調べる。鼻腔に開口する孔を確認する。呼吸道と嗅覚器としての鼻腔の構造を考える。

④副鼻腔、paranasal sinuses

　鼻腔の周辺の骨には、内部に空洞をもつ骨がある。副鼻腔をもつ骨と空洞を観察する。それらの空洞が鼻腔に連絡する部分を観察する。頭蓋における副鼻腔の位置を確認する。

　上顎骨（上顎洞）・前頭骨（前頭洞）・蝶形骨（蝶形骨洞）・篩骨（篩骨蜂巣）

⑤骨口蓋、bony palate

　構成する骨の名称・部位・個数を確認する。骨口蓋を構成している骨の境界を確認する。生体の口蓋と比較する。切歯縫合を確認する。切歯縫合と歯槽との関係を考える。切歯窩を観察する。切歯窩を通過するものを考える。大口蓋孔と小口蓋孔はどこと交通するかを確認する。歯槽弓の形状を調べる。歯槽とそこにおさまっていた歯との関係を考える。

⑥側頭窩、側頭下窩および翼口蓋窩、temporal, infratemporal and pterygopalatine fossa

　この３つの窩はお互いに交通することを観察する。生体では何で満されているかを考察する。下顎骨を加えて咀嚼運動との関係を考察する。翼口蓋窩が交通する部位を確認する。とくに翼口蓋管と蝶口蓋孔を追跡する。

⑦下顎骨、mandible

　下顎体と下顎枝を区別する。両者のなす角度を測定する。外面ではオトガイ隆起とオトガイ結節を確認し、全体としてチン（chin：下あご前方）がどれほど突出しているかを自分自身と比較する。オトガイ孔の位置を確認し、通過するものの名称を調べる。歯槽を観察し、上顎骨の歯槽とどう違うかを調べる。歯槽弓の形を確認する。下顎枝では２つの突起すなわち、関節突起と筋突起との間の下顎切痕を観察する。内面では翼突筋窩、翼突筋粗面、下顎孔、顎舌骨筋神経溝、オトガイ棘、二腹筋窩、顎下腺窩、舌下腺窩などを観察する。年齢による形態的な変化について考察する。

⑧顎関節、temporomandibular joint（T-M joint）

　下顎窩に下顎骨をはめて、どのような運動が可能かを考察する。咀嚼筋の種類と、下顎骨に付着する部位を考える。顎関節脱臼について考えてみる。また、その整復はどうすればよいかを考察する。

⑨個々の顔面骨、individual facial bones

　図譜あるいは展示分解骨標本で個々の骨についてさらに学習する。（下顎骨は既出）

　・篩骨[注]、ethmoid bone：嗅覚との関係を考える。篩骨洞を観察する。

　・下鼻甲介、inferior nasal concha

- 鋤骨、vomer
- 鼻骨、nasal bone
- 涙骨、lacrimal bone
- 上顎骨、maxilla：上顎洞に注目する。
- 口蓋骨、palatine bone：上顎骨と蝶形骨との結合を観察する。
- 頬骨、zygomatic bone
- 舌骨、hyoid bone：下顎骨によく似ている理由を考える。

  （注）：脳頭蓋に分類されるが、顔面頭蓋の構成要素であるのでここに掲げた。

第 2 章
組織学総論実習の手引き

1．観察準備

1.1　予　習

参考書、図譜および本書をよく読み予習を十分に行うこと。

1.2　準　備

各自用意すべきもの
(1) Ａ４白紙ノートと色鉛筆
(2) 解剖学の講義で用いた教科書
(3) 図の豊富な組織学参考書

1.3　顕微鏡

顕微鏡は、ていねいに取り扱うこと。とくに対物レンズを薬品や水でぬらさないように注意すること。

1.4　観　察

固定標本にあっては、まず肉眼的構造をよく認識してから、弱拡大（４倍の対物レンズ、場合によっては10倍の対物レンズを使用）、ついで強拡大（40倍の対物レンズ、とくに指示されたときは100倍の対物レンズを用いる。ただし取扱いに十分注意）に進むこと。標本全体の構造を理解するとともに、各部位の細胞（細胞質と核）、細胞間質の詳細について、光学顕微鏡レベルで検索できる限界を念頭において綿密に観察すること。１つの切片の厚さは0.01㎜程度であるが、立体的構造を把握するよう努めること。種々の理由から標本は必ずしも最良のものでなく、またすべての場所が同じ程度に観察できるものではない。同じ組織でも最も良く見えるところを捜すことも重要である。人工産物や病的状態にも注意すること。

1.5 考　察

　超微細構造（電顕レベル）や肉眼的構造との連続性や機能との関連性について参考書などを参考によく検討すること。

1.6　スケッチおよびレポート

　ていねいにスケッチすること。その構造の特徴を明らかにするよう努める。スケッチは塗り絵になってはならない。色鉛筆を用いるのがよい。原則として、弱拡と強拡と2つの図を作成すること。重要部位は、引出線を付して名称を記すこと。さらに、所見を文章で簡潔にまとめるのがよい。

2．顕微鏡の取り扱い方

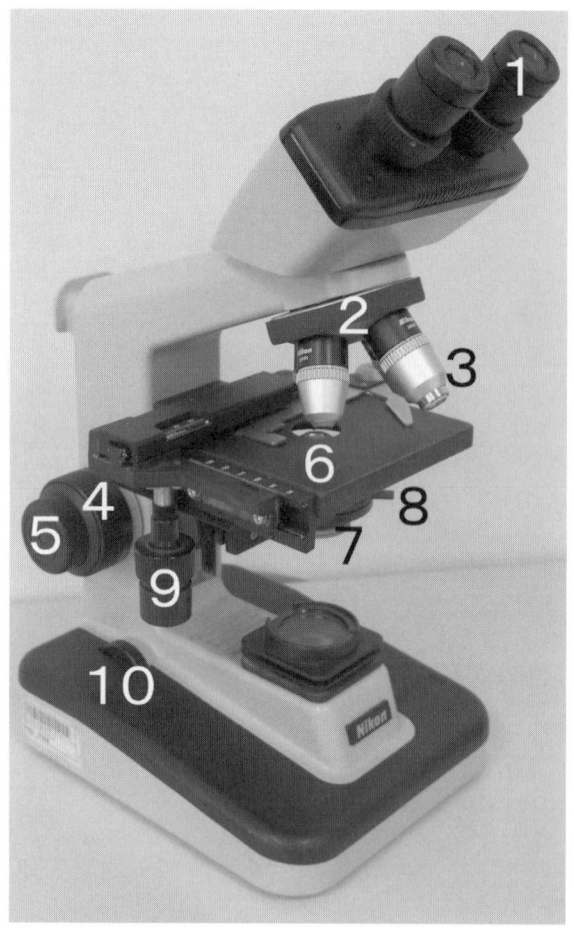

1：接眼レンズ
　視度補正環（両眼の視度差を調節する）
　眼幅目盛
　鏡筒クランプねじ
2：レボルバー
3：対物レンズ
4：粗動ハンドル
5：微動ハンドル
6：ステージ
7：コンデンサー
8：絞り
9：ステージ送りハンドル（前後、左右）
10：本体電源スイッチ

2.1 基本操作

1. 持ち運ぶ際は、片手で鏡柱を握り、もう一方の手のひらで鏡脚を下から支え、できるだけ垂直に保つ。
2. 粗動ハンドル（4）を回し、ステージ（6）を下げておく。
    コンデンサー（7）は一番上まで上げておく。
    レボルバー（2）を回し、最も低倍率の対物レンズ（3）を選択する。
3. プレパラートをステージ（6）の上に乗せ、標本押さえ（クレンメル）で固定する。
    ステージ送りハンドル（9）を操作し、観察する試料を中央に置く。
4. 電源スイッチ（10）を回し、電源を入れる。
5. 眼幅調節を行って視野が一つになるようにする。
6. 顕微鏡を横から見ながら、粗動ハンドル（4）を回してプレパラートを対物レンズ（3）にできるだけ近づける。次に接眼レンズ（1）をのぞきながら、粗動ハンドル（4）をまわしてプレパラートと対物レンズ（3）の距離を離していく。試料がぼんやり見えたら、粗動ハンドル（4）の回転をやめ、微動ハンドル（5）を使って細かい焦点合わせを行う。微動ハンドル（5）によって動く距離はごくわずかしかないので、回し過ぎないように注意する。
7. 焦点が合ったら左右の視度差の補正を行う。
    まず、右目でのぞきながら微動ハンドル（5）によって焦点を合わせ、つぎに左接眼レンズ（1）の視度補正リングを回して焦点を合わせる。
8. 絞り（8）を動かして、観察に適した絞りにする。
9. 低倍率で焦点合わせを行ってから倍率を上げる。試料を視野の中心に置き、より高い倍率の対物レンズ（3）に変える。このとき、必ずレボルバー（2）を持って回し、決して対物レンズ（3）を持って回さないこと。焦点合わせは微動ハンドル（5）だけで調節できるはずである。対物レンズ（3）とプレパラートとの距離は低倍率のときより小さいので、接触させないように十分に注意する。焦点合わせがうまくいかないときは、低倍率からもう一度やり直す。
10. 観察を終えたら電源スイッチ（10）を回し、電源を切る。

3．上皮組織　Epithelial tissue

3.1　予習

1．組織の定義を学習する。
2．どのような種類の組織があるかを調べる。
3．上皮細胞は細胞層の厚さ（単層か重層）と最上層の細胞の形によって分類されていることを理解する。
4．上皮の細胞の特性を学習する。
5．上皮の自由面の特殊構造、細胞間の接着、さらに基底面の構造を理解する。
6．上皮の機能的分類について学習する。
7．腺の分類について学習する。

3.2　上皮組織観察標本

1．単層扁平上皮、空腸、ヒト、HE染色
2．単層立方上皮、腎臓、ヒト、HE染色
3．単層円柱上皮、空腸、ヒト、HE染色
4．多列上皮（線毛付き）、気管、ヒト、HE染色
5．重層扁平上皮、口唇、サル、HE染色
6．移行上皮、膀胱、ヒト、HE染色
7．外分泌腺、舌下腺、ヒト、HE染色
8．全分泌腺、頭皮、ヒト、HE染色
9．アポクリン腺、頭皮、サル、HE染色
10．外分泌腺と内分泌腺、膵臓、ヒト、Azan染色
※HE染色：ヘマトキシリン・エオジン染色

3.3　キーワード

上皮組織

単層上皮

　単層扁平上皮……中皮、内皮
　単層立方上皮
　単層円柱上皮

多列円柱上皮……線毛

重層上皮

 重層扁平上皮……角化、非角化

 重層立方上皮

 重層円柱上皮

 移行上皮

細胞接着装置

 接着複合体、閉鎖堤、タイト結合（密着体、閉鎖体）、接着体（アドヘレンス結合）、デスモゾーム（接着斑）、接着板、トノフィラミント、ヘミデスモゾーム（半接着斑）、ギャップ結合

上皮膜の特化

 微絨毛……線条縁（小皮縁）、刷子縁、不動毛

 線毛（繊毛）……微小管（微細管）：1本ずつ存在、周辺微小管：二つ組、中心体や基底小体：三つ組

 基底陥入……基底形質膜、基底線条

 基底膜の変異……基底板（基底膜）と網状層、基底膜

腺

 単細胞、多細胞

 外分泌腺、内分泌腺

 上皮内腺、上皮外腺

 分枝腺、不分枝腺

 単一腺、複合腺

 管状腺、胞状腺、管状胞状腺

 粘液腺、漿液腺、混合腺

 全分泌（ホロクリン分泌）

 部分分泌［離出分泌（アポクリン分泌）、漏出分泌（エクリン分泌）］

 漏出分泌［開口分泌、透出分泌］

 外分泌腺の終末部（終末部、主部）

  筋上皮細胞

  導管系……介在部（介在導管）、線条部（線条導管）、導管

  腺房……実質組織、間質組織（結合組織）、基底膜

3.4 観察

①上皮組織：単層扁平上皮、空腸、ヒト、HE染色（図1、図2）

【simple squamous epithelium, jejunum, human, HE】

a．肉眼：空腸の縦断像をながめ、内腔側を確認する。

b．弱拡：外縦筋の外側でやや薄く染まっているところに注目する。ただし、漿膜が剥離して上皮のない部分があるので注意すること。単層扁平上皮の核は、その下層に存在する結合組織の核と、どのような違いがあるかを注意深く観察する。

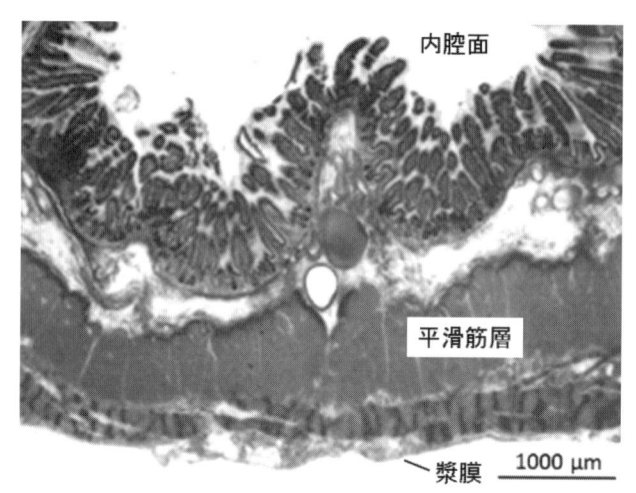

図1　空腸（弱拡）

c．強拡：細胞の境界を観察する。核の存在部位、核の形、染色性、大きさを確認する。

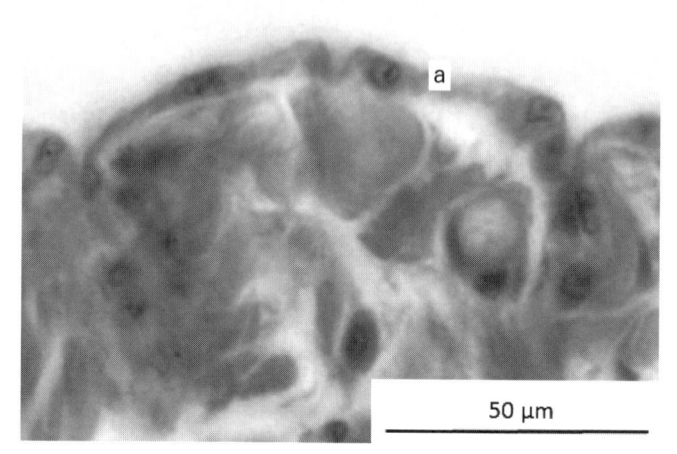

a：漿膜（単層扁平上皮）

図2　空腸（強拡）

d．考察：この形式の上皮を表面から見ると、どのような形状に見えるかを考察する。この形式の上皮が存在する人体の部位を考える。

②上皮組織：単層立方上皮、腎臓、ヒト、HE染色（図3）

【simple cuboidal epithelium, kidney, human, HE】

a．肉眼：単層立方上皮が観察可能な組織のおおよその部位を確認する。
b．弱拡：尿細管と毛細血管（中央に血液）を観察する。単層扁平上皮の核と比較する。
c．強拡：細胞の形、大きさ、染色性を観察する。細胞境界を判別する。

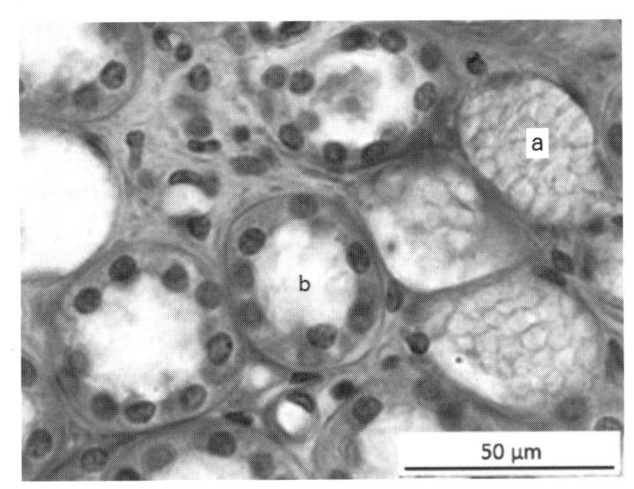

a：毛細血管（単層扁平上皮）
b：尿細管（単層立方上皮）

図3　腎臓尿細管（強拡）

d．考察：尿細管以外で、この形式の上皮が存在する人体の部位を考える。

③上皮組織：単層円柱上皮、空腸、ヒト、HE染色（図4、図5）

【simple columnar epithelium, jejunum, human, HE】

a．肉眼：①と同じ標本である。
b．弱拡：比較的濃染するひだ（絨毛）を確認する。
　　　　ところどころ穴のあいたように抜けているものは何かを考える。

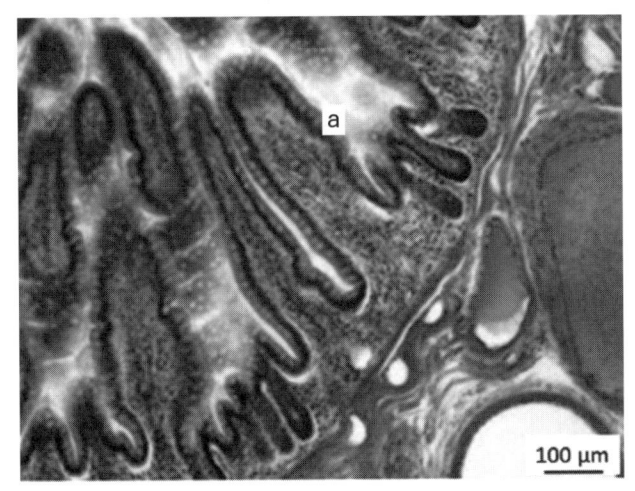

a：絨毛（単層円柱上皮）

図4　空腸（弱拡）

c．強拡：絨毛部分（杯細胞の少ないところがよい）を観察する。細胞の形を観察する。細胞の幅と高さの比を調べる。細胞の大きさ、核の位置、核と細胞質の染色性、自由表面の構造を観察する。やや橙色で、こまかい刷毛のようなものを観察する。これは何と呼ばれるか。杯細胞とはどのような細胞か。なぜほとんど染色されていないのかを考える。

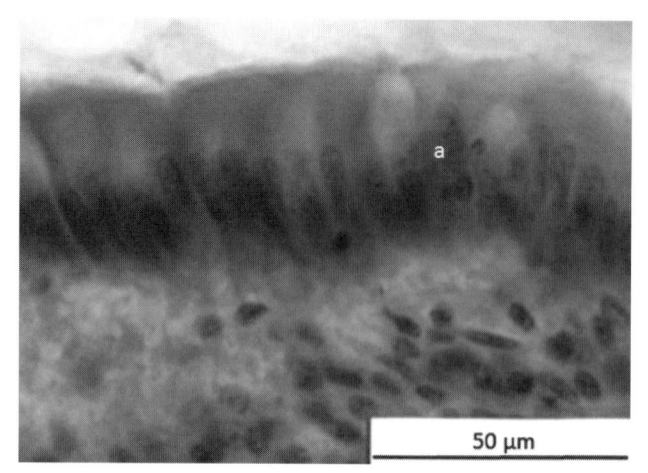

a：絨毛（単層円柱上皮）

図5　空腸（強拡）

d．考察：この上皮を表面から見ると、どのような形状に見えるか考える。
　　　　この形式の上皮は、人体ではどの部分に存在するかを考える。

④上皮組織：多列線毛円柱上皮、気管、ヒト、HE染色（図6、図7）
【pseudostratified epithelium, ciliated, trachea, human, HE】
a．肉眼：気管の横断であるが、全周は示されていない。内腔面を確認する。
b．弱拡：紫色にやや濃く染まる部分が上皮であることを確認する。
　　　　内腔面には分泌物などが付着して赤く染まっている部分があることを確認する。

a：硝子軟骨
b：多列線毛上皮
c：気管内腔

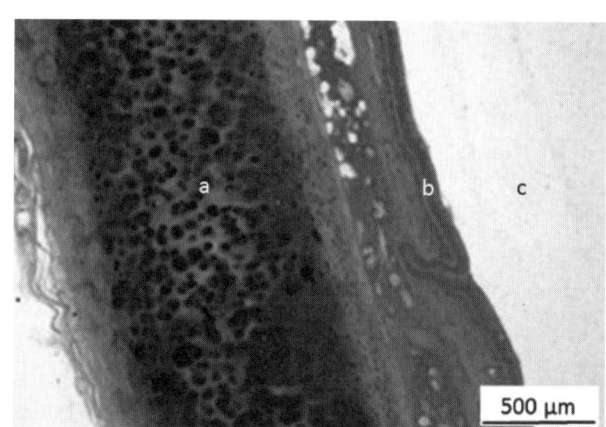

図6　気管（弱拡）

c．強拡：細胞の形と大きさを単層円柱上皮の標本と比較する。核の形と細胞内の位置、大きさと染色性を観察する。表層と基底部の細胞で核の形などを観察し比較する。細胞質の染色性を観察する。自由表面に見られる線毛の形態を観察する。刷子縁との違いを調べる。線毛基部の構造を観察する。杯細胞を観察する。

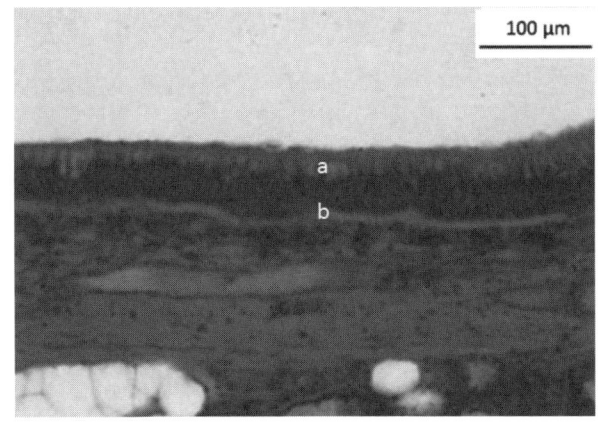

a：多列線毛上皮
b：基底膜

図7　気管（強拡）

d．考察：線毛の役割を調べる。この形式の上皮は、人体ではどの部分に存在するかを考える。

⑤上皮組織：重層扁平上皮、口唇、サル、HE染色（図8、図9）
　【stratified squamous epithelium, lip, monkey, HE】
a．肉眼：周囲がやや濃く染まっている部分を確認する。
b．弱拡：層がより厚い粘膜部分と、層が薄い角化した皮膚部分の上皮を確認する。外皮側と口腔側を区別する。

a：重層扁平上皮

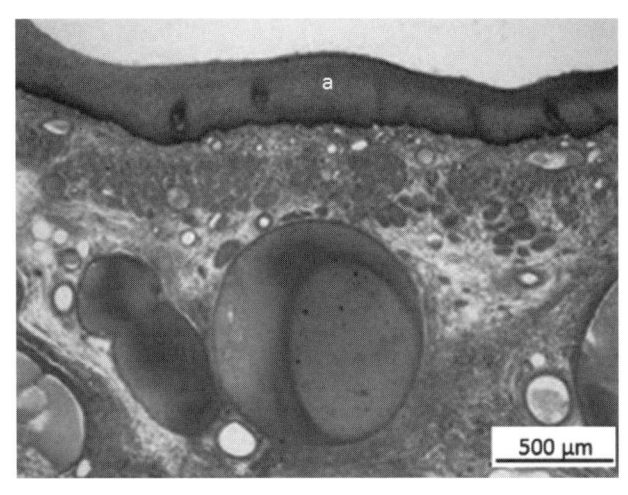

図8　口唇（弱拡）

c．**強拡**：まず非角化粘膜部分から観察を始める。上皮の部分が濃く染まる理由を考える。凹凸が強い上皮の裏打ちをする結合組織の上皮層への突出を観察する。すべての部分で個々の細胞の境界を観察する。基底部に接している部分の細胞の形と大きさを確認する。核の形と大きさと染色性を確認する。それに続く部分の個々の細胞の形を観察する。細胞質の染色性、核の形、大きさ、染色性を観察する。細胞間橋を観察する。さらに表面に近づくにつれ、細胞と核の形はどのように変化するかを観察する。次に、角化した皮膚部分を観察する。全体として粘膜部分と異なる形態を観察する。基底部に存在する色素細胞を観察し、名称を調べる。表層の細胞の形態を観察する。

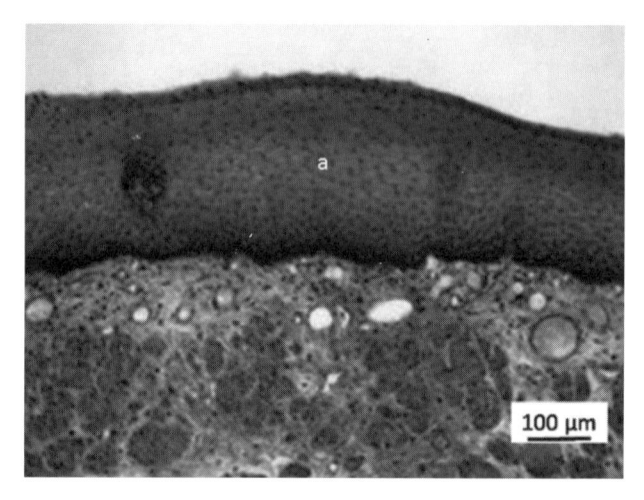

a：非角化重層扁平上皮

図9　口唇（強拡）

d．**考察**：角化とはどのような過程を表しているかを考える。機能的意義、角質層は部位によって厚さが非常に異なる理由、粘膜面の上皮の厚さ、その表面は生体ではどのようになっているか、また、この形式の上皮は人体ではどこに存在するかを考える。

⑥上皮組織：移行上皮、膀胱、ヒト、HE染色（図10、図11）

【transitional epithelium, urinary bladder, human, HE】

a．肉眼：筋層と粘膜層の区別を行う。

b．弱拡：粘膜上皮のやや伸展したところと、ひだになっている部分の違いを確認する。最表層の細胞はきわめて大きいことを確認する。

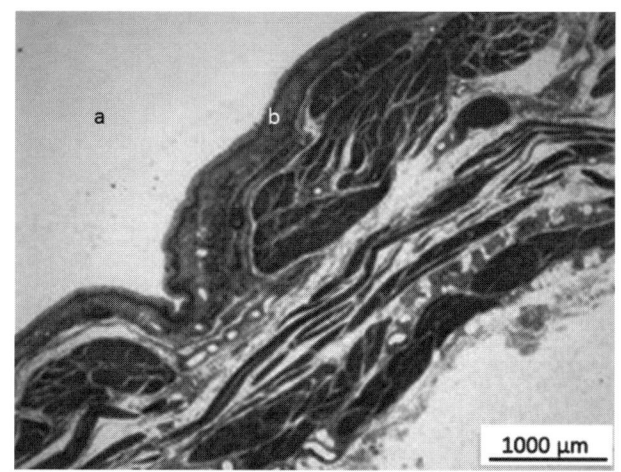

a：膀胱内腔
b：移行上皮

図10　膀胱（弱拡）

c．強拡：最初にやや伸展した部分を観察する。最表層の細胞の大きさと形を観察する。核の数、核の大きさ、形、染色性を観察する。細胞境界を判別する。下層の細胞の形、大きさ、また核はどのように変化していくかを観察する。

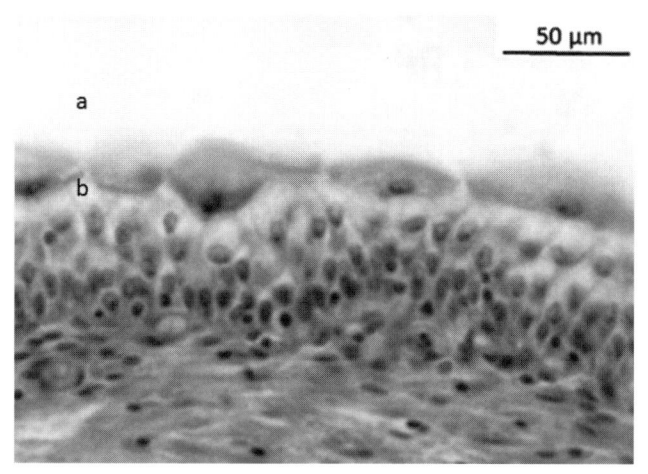

a：膀胱内腔
b：移行上皮

図11　膀胱（強拡）

d．考察：この上皮は組織が固定されるときの条件によって様子が著しく異なることを理解する。この形式の上皮は人体ではどこに存在するかを考える。

⑦外分泌腺、顎下腺、ヒト、HE染色（図12、図13）
【exocrine gland, submandibular gland, human, HE】

a．肉眼：小区域に分かれていることを確認する。それぞれの小区域の染色性が異なることを確認する。染色性が異なる理由を調べる。

b．弱拡：腺の特徴を観察する。標本の大部分を占めるものを調べる。小葉を観察して、終末部、介在部、線条部、導管部（小葉間、小葉内）を識別する。小葉間結合組織、導管の分枝、腺終末の分枝を観察する。形態による腺終末の型を分類する。

a：腺房
b：導管

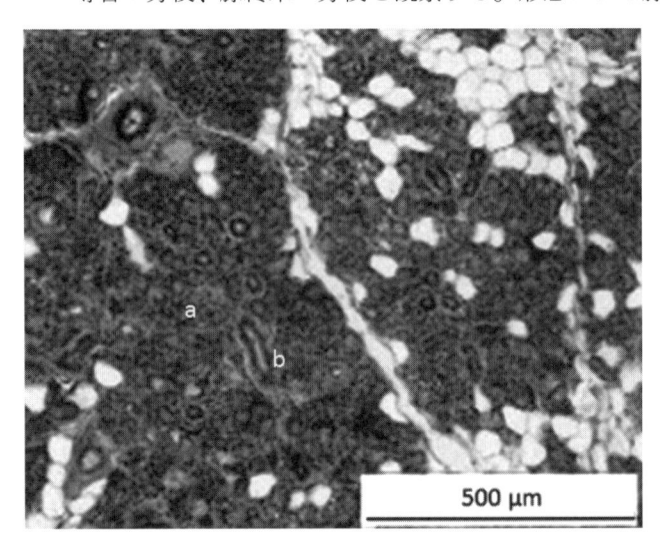

図12　顎下腺（弱拡）

a：腺房
b：導管

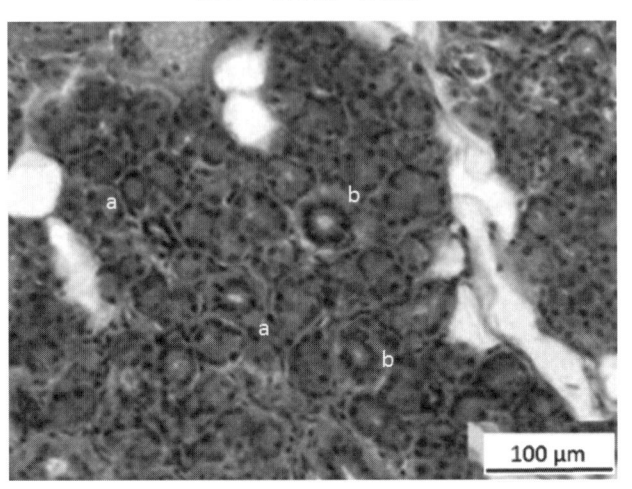

図13　顎下腺（強拡）

c．強拡：漿液腺房および粘膜腺房；存在場所を調べる。細胞質の明暗と染色性を観察する。核の形、位置、大きさ、染色性、腺腔の広さを観察する。筋上皮細胞を観察する。分泌物の性状を調べる。混合腺について学習する。半月を観察する。

介在部；上皮の種類、細胞の大きさを調べる。細胞質の染色性、核の位置、大きさ、

　　　　　形、染色性を観察する。
　　線条部；特徴を調べる。上皮の種類、細胞の大きさを観察する。細胞質の染色性、核
　　　　　の位置、大きさ、形を観察する。
　　導管；分泌物はどこに流れるかを調べる。上皮の種類を調べる。層を観察することは
　　　　　できるかを調べる。細胞質の染色性、核の位置、大きさ、形、染色性を観察す
　　　　　る。なお、明るく透けている大型の細胞は脂肪細胞であることを確認する。
　　　　注：粘液腺部が少ない時は、舌下腺の標本を比較観察するとよい。
d．考察：漿液腺と粘液腺を比較する。

⑧全分泌腺、頭皮、ヒト、HE染色（図14、図15）
【holocrine gland, scalp, human, HE】
a．肉眼：全体に2つの部分が認められるがそれは何かを調べる。毛を確認する。毛胞上部
　　　　の袋状のものは何かを調べる。
b．弱拡：毛胞に付着している明るい細胞の集団を観察する。毛胞腺の形態的な分類を行う。
　　　　腺房の数を観察する。何をどこへ分泌するのかを考える。導管を観察する。

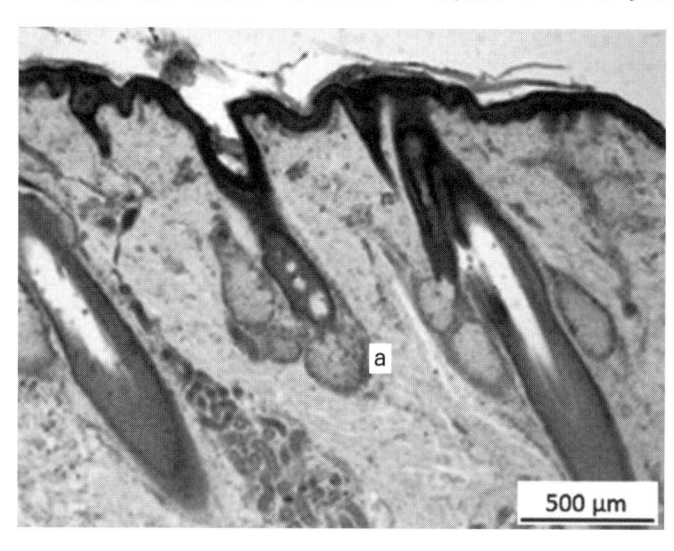

a：毛胞腺

図14　頭皮（弱拡）

c．強拡：
　　腺体；細胞の大きさと形を観察する。腺の壁側の細胞と中央の細胞を比較する。細胞
　　　　　質、崩壊中の細胞、核の位置、形、大きさ、染色性を観察する。
　　導管；上皮細胞の種類を調べる。

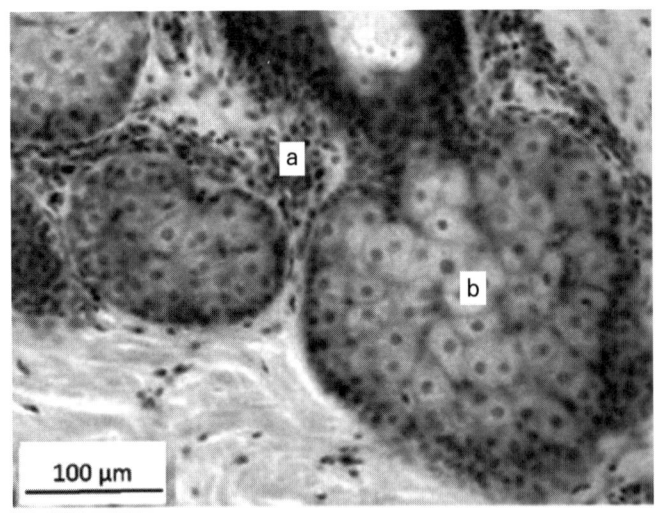

a：導管
b：腺房

図15　頭皮（強拡）

d．考察：「にきび」とは、どのようなものなのかを考える。

⑨アポクリン腺、腋窩、サル、HE染色（図16、図17）

【apocrine gland, axilla, monkey, HE】

a．肉眼：表面側を判別する。なぜ薄くしか染まらないのかを調べる。
b．弱拡：腺の型を調べる。導管の識別はできるかを調べる。

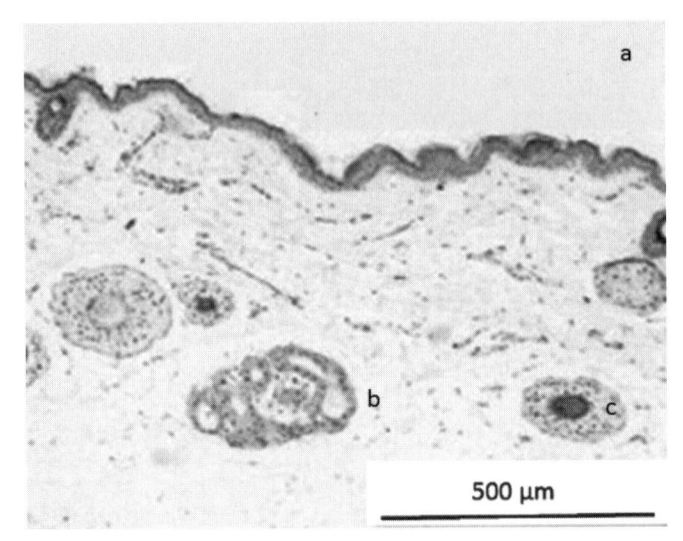

a：表面側
b：アポクリン腺
c：毛根

図16　腋窩の皮膚（弱拡）

c．強拡：腺上皮の形、大きさ、細胞質の染色性を観察する。細胞質突起、核の位置、形、大きさを観察する。腺の周囲にあるものは何かを観察する。分泌様式について調べる。

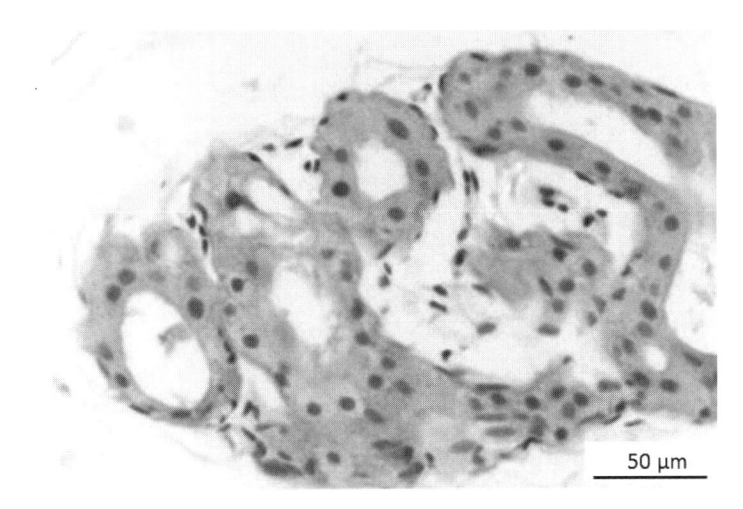

図17 腋窩の皮膚（強拡）；アポクリン腺

d．**考察**：「わきが」とは、どのようなものかを調べる。この形式の分泌はどのような場所に認められるかを調べる。時間があれば、⑧の皮膚における通常の汗腺と比較する。

⑩**内分泌腺と外分泌腺、膵臓、ヒト、Azan染色**（図18、図19）

【endocrine and exocrine gland, pancreas, human, Azan】

外分泌腺と内分泌腺の違いを理解する。

a．**肉眼**：小区域に分かれているが、⑦の顎下腺との違いを調べる。全体の染色性を観察する。

b．**弱拡**：外分泌部と内分泌部（ランゲルハンス島）の識別（細胞の集合の様相、染色性など）を行う。

a：外分泌部
b：内分泌部
　（ランゲルハンス島）

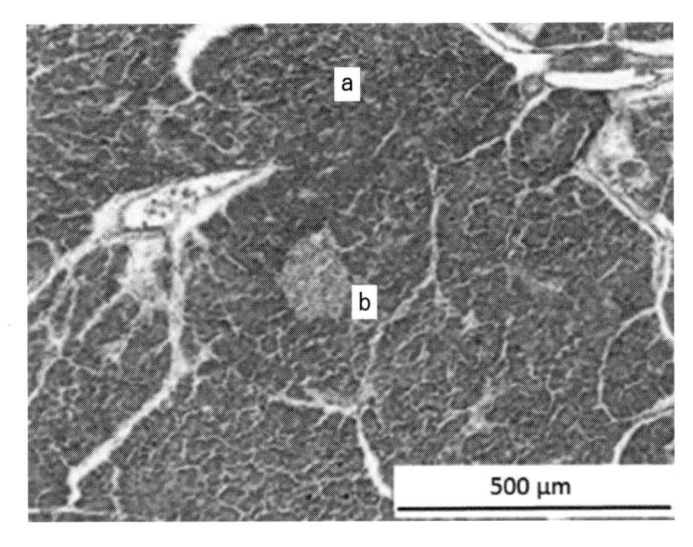

図18　膵臓（弱拡）

第2章　組織学総論実習の手引き　53

c．強拡：

外分泌部；腺房の配列、細胞の形、大きさ、細胞質の染色性（明暗）を観察する。核の大きさ、形、染色性を観察する。腺腔の大きさを調べる。分泌物を調べる。介在部、線条部、導管の形態（上皮の種類）を観察する。細胞質、核の形を観察せよ。細胞質の染色性を調べる。核小体は見ることができるかを調べる。

内分泌部；細胞の形、大きさを観察する。細胞質の染色性を調べる。核の形、大きさを観察する。核の染色性を調べる。

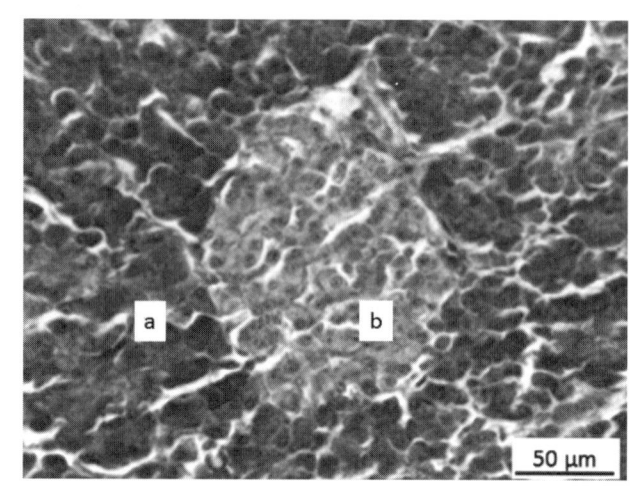

a：外分泌部
b：内分泌部
　（ランゲルハンス島）

図19　膵臓（強拡）

d．考察：導管と血管の形態的な違いを観察する。それぞれの分泌様式をまとめる。

4．支持組織1　Supporting tissue 1

4.1　予習

1. 支持組織の特徴は細胞間質が非常に豊富なことである。細胞間質は線維とその間を埋める基質とからなる。線維成分としてはどんなものがあるかを学習する。
2. 細胞成分について学習する。
3. 基質の構成成分について学習する。
4. 支持組織を分類する。支持組織と結合組織、線維性結合組織の相互関係を考える。参考書によって異なることがあるので注意が必要である。
5. 結合組織は通常線維の配列が疎あるいは密によって、疎性結合組織と緻密結合組織とに区別されることを学習する。さらに特殊な性質をもつ結合組織で、特別に名付けられたものについて調査する。

4.2 支持組織1 観察標本

1. 疎性結合組織、腹部の皮膚、ヒト、HE染色
2. 疎性結合組織、腹部の皮膚、ヒト、ワイゲルトレゾルシン-フクシン染色
3. 細網線維、肝臓、サル、渡銀染色
4. 密性結合組織、アキレス腱、縦断、ヒト、HE染色
5. 膠様組織、臍帯、ヒト、HE染色
6. 脂肪組織、腹部の皮膚、ヒト、HE染色

4.3 キーワード

細胞間質（細胞外マトリックス）……線維と基質
膠原線維、膠原細胞線維、コラゲン細線維（膠細線維）、トロポコラゲン
細網線維、渡銀染色、好銀線維、格子線維
弾性線維、ワイゲルト（Weigert）染色、レゾルシン-フクシン（resorcin-fuchsin）染色
結合組織の細胞間基質……基質、グリコサミノグリカン
  線維芽細胞
  マクロファージ（組織球）……単核性食細胞系、貪食作用
  肥満細胞……ヘパリン、ヒスタミン
  形質細胞
  遊走細胞……白血球；好中球、好酸球、リンパ球、単球
さまざまな結合組織
  間葉組織
  未分化間葉組織
  疎性結合組織
  密性結合組織（強靱結合組織）：筋膜、腱膜と腱、靱帯
  脂肪組織……褐色脂肪組織、白色脂肪組織
  細網組織……細網内皮系→単核性食細胞系
  色素組織……色素細胞、メラニン細胞（神経堤由来）

4.4 観察

①疎性結合組織、腹部の皮膚、ヒト、HE染色（図20、図21A、図21B）
  【loose connective tissue, abdominal skin, human, HE】

a．肉眼：3層を区別する。最も濃く染まり、かつ最も薄い層は何かを考える。
b．弱拡：角化重層扁平上皮よりなる表皮、その下にピンクに染まる真皮層、さらに下層の細胞質の透明な細胞の多い皮下組織を区別する。

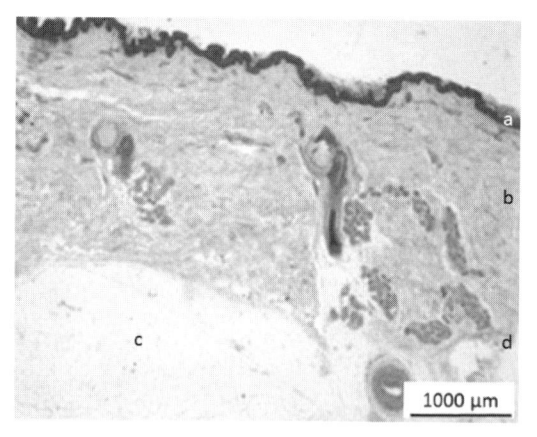

a：表皮（角化重層扁平上皮）
b：真皮
c：脂肪組織
d：皮下組織

図20　腹部の皮膚（弱拡）

c．強拡：

　　真皮（緻密性不規則結合組織）；赤染する不規則に走る線維の束を観察する。この部分の膠原線維は、容易に観察が可能である。線維芽細胞やその他の細胞を捜す。

　　皮下組織（疎性結合組織）；脂肪組織の間に存在する淡染するいろいろな太さの線維を観察する。膠原線維を同定する。線維芽細胞の核、その大きさ、形、染色性について観察する。細胞質、血管などが観察することができるかを調べる。他に見ることができる細胞や線維について調べる。

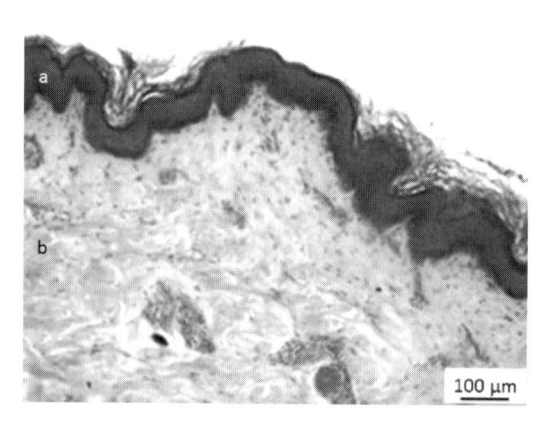

図21A　腹部の皮膚（強拡）
真皮（緻密性不規則結合組織）
a：表皮（角化重層扁平上皮）、b：真皮、c：脂肪組織

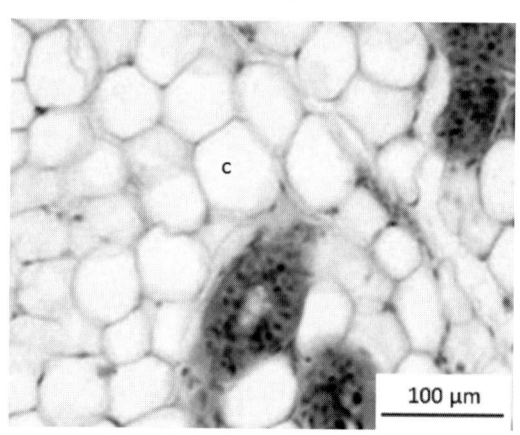

図21B　腹部の皮膚（強拡）
皮下組織（疎性結合組織）

②疎性結合組織、腹部の皮膚、ヒト、ワイゲルトレゾルシン-フクシン染色（図22）

【loose connective tissue, abdominal skin, human, Weigert resorcin-fuchsin】

a．肉眼：紫色の濃い部分と淡い部分と2層を区別する。どちらがより表層側に近いかを考える。

b．弱拡：表皮（重層扁平上皮）を観察する。紫色に波打っている線維が弾性線維であることを確認する。

c．強拡：膠原線維の形態を観察する。弾性線維、染色性、分枝、太さを観察する。真皮と皮下組織でどのように異なるかを調べる。また表皮直下（乳頭層）における弾性線維の性状を観察する。

d．考察：Weigertのresorcin-fuchsin染色とはどのようなものを染色するかを調べる。

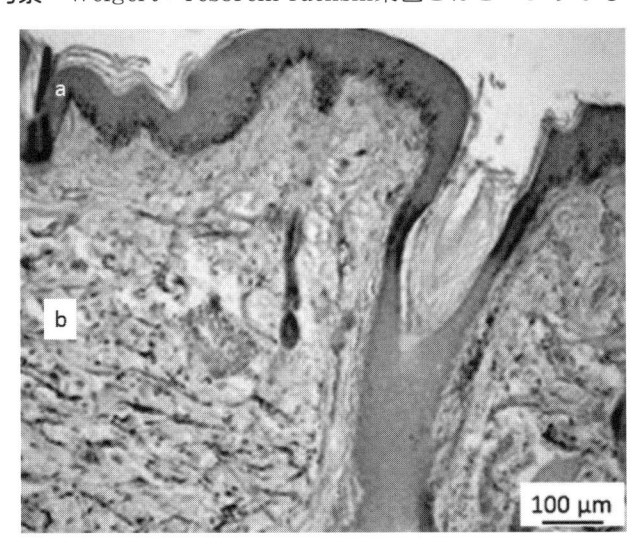

a：表皮（角化重層扁平上皮）
b：真皮

図22 腹部の皮膚RF染色（強拡）

③細網線維、肝臓、サル、渡銀染色（図23A、図23B）

【reticular fibers, liver, monkey, silver】

a．肉眼：一面に染色されている組織をながめ、中心静脈の穴を確認する。

b．弱拡：肝臓の特徴である肝小葉を確認する。肝小葉の肝細胞索の横に黒く染まるちぢれ毛のような構造を観察する。

c．強拡：肝細胞索と毛細血管との間に介在し、とくに毛細管壁を網状にとりまいていることを確認する。線維の太さ、分枝、走行を観察する。細網線維の別名を調べる。中心静脈の周囲に見られる線維について調べる。膠原線維は見ることができるかを調べる。線維芽細胞の核を観察する。

d．考察：細網線維は、体のどのような部位に存在するかを調べる。細網線維は線維の配列の状態や特殊な染色性から、他の2種の線維とは別個のタンパク性線維と考えら

れていたが、現在では膠原線維と同一タンパク質から構成され、形態的にも同一の単位細線維からなることがわかっている。なぜ性状が異なっているのかを調べる。3種の線維の構成成分、特徴等についてまとめる。

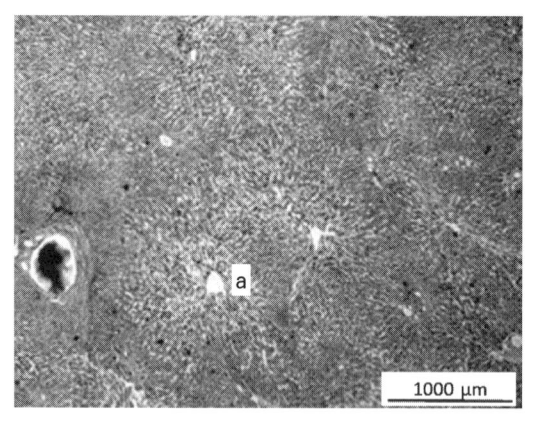

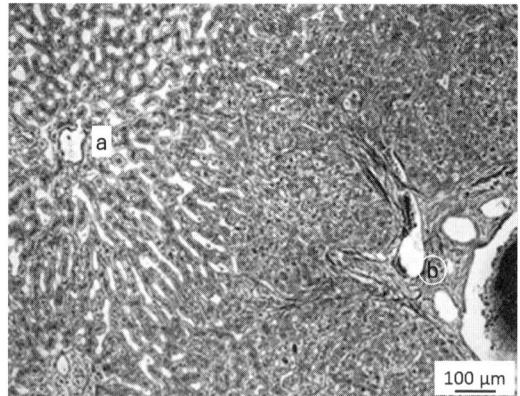

図23A　肝臓（弱拡）
a：中心静脈、b：毛細血管

図23B　肝臓（強拡）

④密性結合組織、アキレス腱、縦断、ヒト、HE染色（図24）
【dense regular connective tissue, Achilles tendon, longitudinal, human, HE】
a．肉眼：均質に橙色に濃染している部分とまだらな部分を確認する。
b．弱拡：均質濃染部を観察する。平行な線維束の種類を調べる。その間にある細胞の核を観察する。
c．強拡：膠原線維束の性状を観察する。その隙間に列をなしている腱細胞（線維芽細胞）の核の形、大きさ、細胞質を観察する。別名を調べる。膠原線維束を束ねる結合組織（内腱周膜）や腱の周囲の外腱周膜の結合組織を観察する。その線維芽細胞の核は腱細胞の核とどう異なるかを調べる。

a：腱細胞（線維芽細胞）
b：膠原線維束

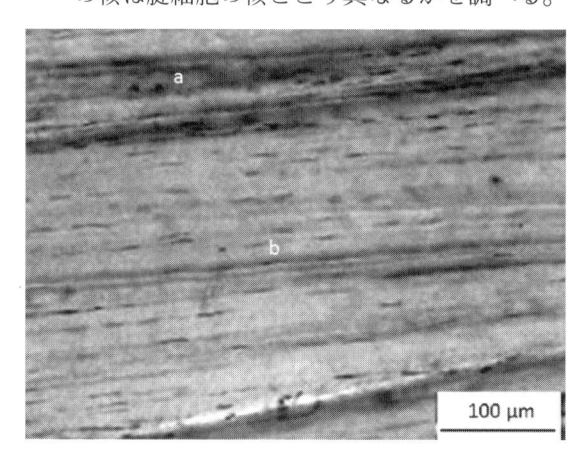

図24　アキレス腱（強拡）

d．考察：腱細胞の立体構造を調べる。疎性結合組織に対して、柱状、ひも状、あるいは膜状に一定の形をなす線維性結合組織を緻密性結合組織という。この種の組織が身体に分布している部位を調べる。腱以外にどんなものがあるか、腱と靱帯はどう組織学的に異なるか、線維の方向は各組織によってどのような特徴を示すかについて調べる。

⑤膠様組織、臍帯、ヒト、HE染色（図25、図26）

【gelatinous tissue, umbilical cord, human, HE】

a．肉眼：3つの強く赤く染まる管が血管であることを確認する。
b．弱拡：周囲の羊膜、臍動静脈を観察する。血管以外にも何かまとまった構造を見ることができるかを調べる。その他はきわめて疎なモヤモヤした組織であるが、疎性結合組織とどのように異なるかを調べる。

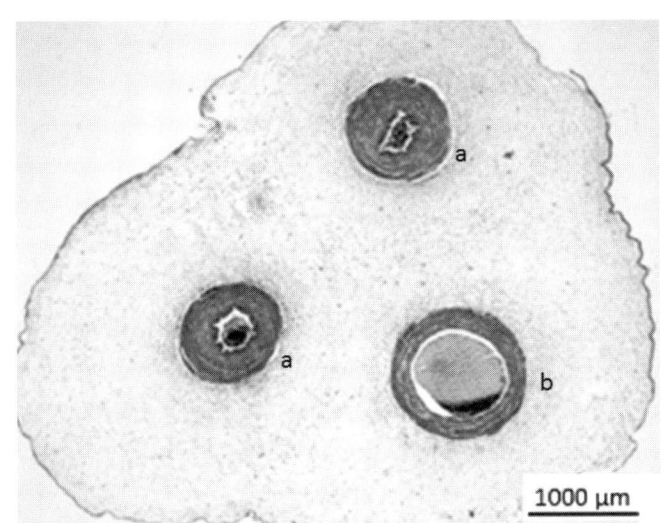

a：臍動脈
b：臍静脈

図25　臍帯（弱拡）

c．強拡：細胞の形（きわめて不規則か）、核の形、大きさ、染色性を観察する。分裂像、細胞間質、線維状のものは見ることができるかを調べる。ワルトンのゼリー（Wharton's jelly）について調べる。

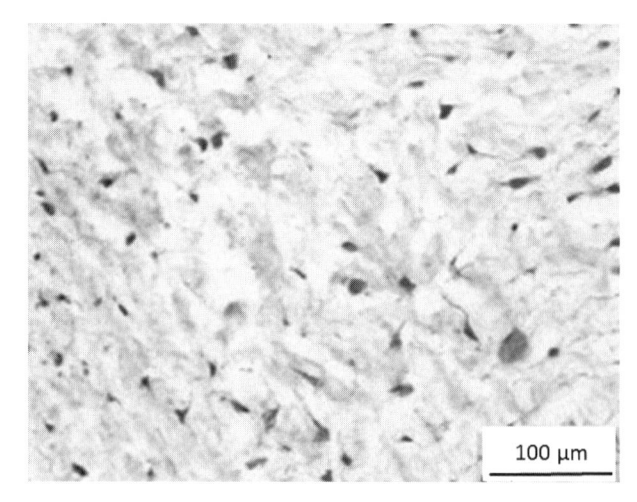

図26 臍帯（強拡）

d．考察：間葉（mesenchyme）について調べる。膠様組織とはどのような部位に見られるかを調べる。

⑥脂肪組織、腹部の皮膚、ヒト、HE染色（図27、図28）
【adipose tissue, abdominal skin, human, HE】
a．肉眼：3層を区別する。最も濃く染まり、かつ最も薄い層を確認する。
b．弱拡：角化重層扁平上皮よりなる表皮、その下にピンクに染まる真皮層、さらに下層の細胞質の透明な細胞の多い皮下組織を区別し、観察する。
c．強拡：皮下組織で明るいハチの巣状、ぶどうの房、あるいは網目状になっている部分を観察する。細胞の大きさは、細胞膜、核、核の位置、大きさ、形を観察する。標本の染色性について調べる。脂肪細胞の塊の周囲の膜（小葉間結合組織）を確認する。血管の分布を確認する。

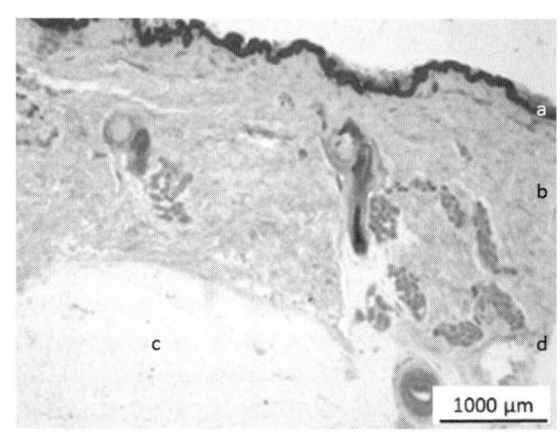

a：表皮（角化重層扁平上皮）
b：真皮
c：脂肪組織
d：皮下組織

図27 腹部の皮膚（弱拡）

図28　腹部の皮膚（強拡）；脂肪組織

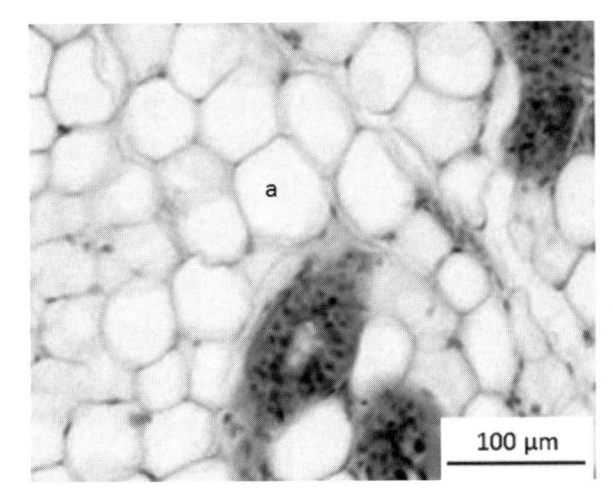

a：脂肪組織

d．**考察**：細胞質が染まらない理由を考える。身体での分布領域を調べる。脂肪組織の形成過程を調べる。大部分の動物には白色脂肪組織と褐色脂肪組織の2種類の脂肪組織が存在する。後者はヒトではあまり顕著でない。褐色脂肪組織はどこに見られるかを調べる。その意義を調べる。脂肪細胞の脂肪を染色する方法を調べる。

5．支持組織2　Supporting tissue 2

5.1　予　習

1．軟骨組織を特徴と種類を学習する。
2．一時性と永久性の軟骨の相違について学習する。
3．軟骨形成の過程と軟骨の年齢変化について調べる。
4．軟骨と骨の基本的な差違を学習する。
5．骨の組織標本作成方法を調べる。
6．ヒトの発生における骨化の意義について発生学の参考書を参考にして調べる。
7．骨化の種類を調べる。

5.2　支持組織2　観察標本

1．硝子軟骨、気管、ヒト、HE染色
2．弾性軟骨、耳介、サル、HE染色
3．弾性軟骨、耳介、サル、ワイゲルトレゾルシン-フクシン染色
4．線維軟骨、椎間板、ヒト、HE染色

5．骨、脛骨、横断、ヒト、チオニン-ピクリン酸染色
6．骨、脛骨、縦断、ヒト、チオニン-ピクリン酸染色

5.3 キーワード

軟骨組織

硝子軟骨……軟骨細胞、細胞小腔、細胞領域基質、領域間基質

弾性軟骨……弾性線維

線維軟骨……膠原線維

軟骨の発生……軟骨細胞、間質成長、軟骨膜、付加成長

骨組織

骨組織……海綿骨（網状骨）、緻密骨、骨梁（骨小柱）、骨幹、骨端、骨膜、板間層、骨層板、ハバース層板、接合線（セメント線）、介在層板、外および内基礎層板（環状層板）、ハバース管、フォルクマン管

骨膜……密性結合組織、シャーピー線維

骨の細胞……骨芽細胞、骨細胞、破骨細胞、ハウシップ窩、波状縁

骨の基質……粘液様物質（硫酸化したプロテオグリカン）、コラーゲン線維、無機質、カルシウム塩

骨の発生（骨形成）

膜内骨化……骨芽細胞、膜性骨、骨化中心（骨化点）

軟骨内骨化……骨形成層、一次骨髄（原始骨髄）、一次髄腔、柱状軟骨、一次骨化中心、軟骨細胞増殖、軟骨の細胞質肥大化、石灰化軟骨基質、骨基質、一次骨梁、細胞死、骨化領域、吸収領域、骨端と二次骨化中心、骨端板

5.4 観察

①**軟骨組織：硝子軟骨、気管、ヒト、HE染色**（図29、図30）

【hyaline cartilage, trachea, human, HE】

a．**肉眼**：気管の一部横断である。軟骨部を確認する。

b．**弱拡**：上皮、腺などを確認する。軟骨部の染色性を確認する。細胞間質の染色性を確認する。軟骨細胞の存在している様子を観察する。周囲の軟骨膜の染色性を確認する。

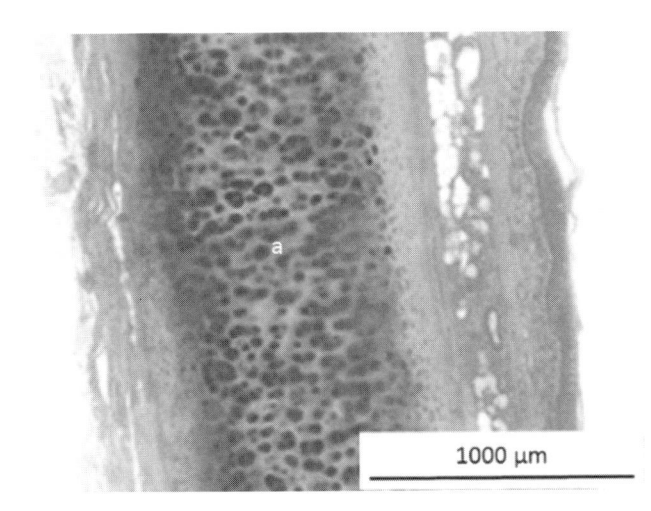

a：硝子軟骨

図29 気管（弱拡）

c．**強拡**：軟骨組織の中心部をまず観察する。軟骨細胞を入れる基質中の隙間である軟骨小腔を観察する。その中に存在する軟骨細胞を観察する。軟骨細胞の数、形、大きさを調べる。なぜ小腔内に空間が認められるのかを考える。細胞質と核を確認する。形、大きさ、染色性を調べる。小腔の縁の軟骨小囊の染色性を確認する。基質の細胞領域と領域間部を観察する。軟骨組織の中心部と周辺部で軟骨細胞や基質の形態を比較する。軟骨膜とはどのような組織かを調べる。構成する線維や細胞を観察する。老化を示す徴候について考える。

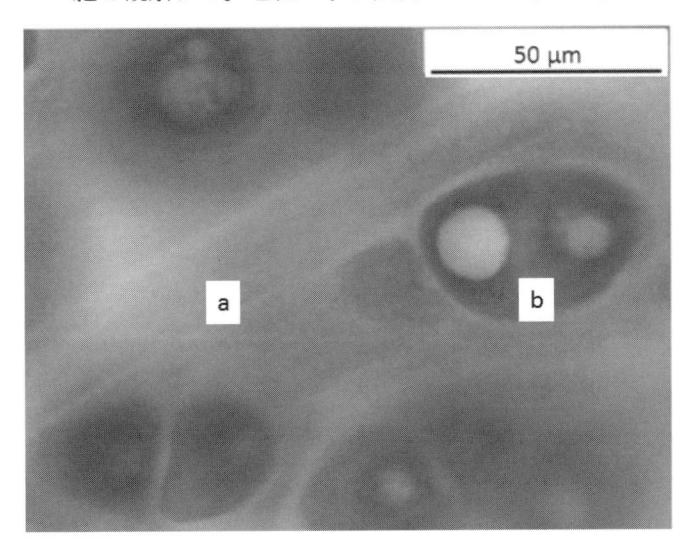

a：基質
b：軟骨小腔

図30 気管（強拡）

d．**考察**：この軟骨は人体ではどのような部分に存在するかを調べる。異調染色（metachromasia）とは何かを考える。軟骨の栄養はどのように行われているかを考える。胚子期に軟骨形成が行われる部位の間葉細胞は、どのように変化を示すかを調べる。軟骨の間質成長と付加成長とは、どのような機構かを考

え る。

②軟骨組織：弾性軟骨、耳介、サル、HE染色（図31、図32）

【elastic cartilage, ear auricle, monkey, HE】

a．肉眼：軟骨部を確認する。
b．弱拡：両側表皮、真皮、皮下組織と中央部の軟骨を確認する。

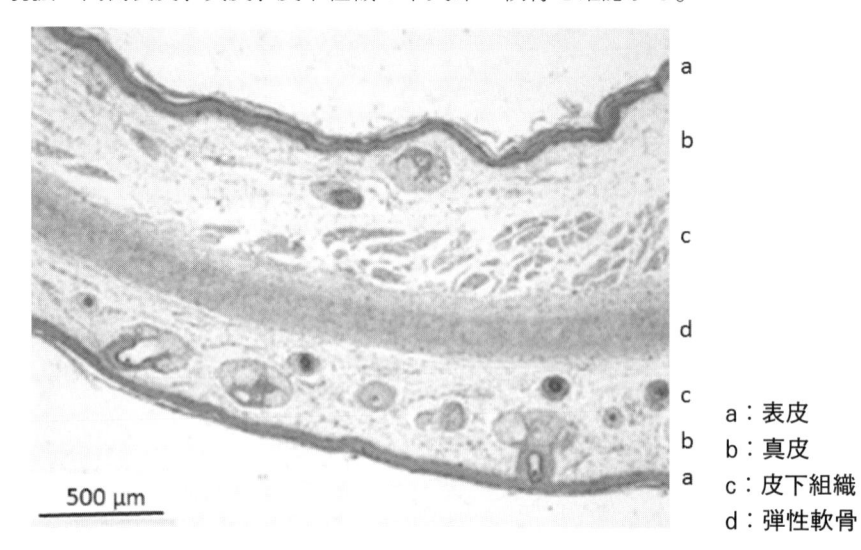

a：表皮
b：真皮
c：皮下組織
d：弾性軟骨

図31　耳介（弱拡）

c．強拡：基質を観察し、硝子軟骨との違いを調べる。染まり方に注意して観察する。線維と軟骨小腔を観察する。

a：軟骨小腔

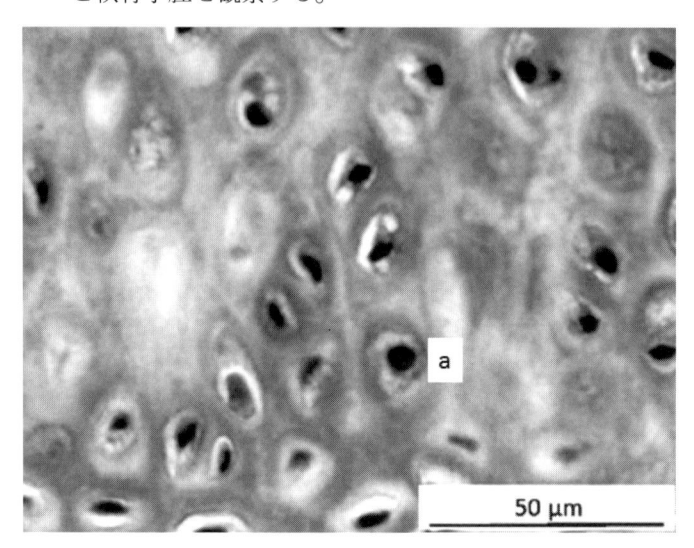

図32　耳介（強拡）

③**軟骨組織：弾性軟骨、耳介、サル、ワイゲルトレゾルシン-フクシン染色（図33）**
　【elastic cartilage, ear auricle, monkey, Weigert resorcin-fuchsin】
a．**肉眼**：軟骨部を確認する。軟骨の染色性を確認する。
b．**弱拡**：軟骨細胞の周囲に濃染する弾性線維の走行を観察する。
c．**強拡**：弾性線維の走行と太さを観察する。軟骨の中央部と周辺部では形態にどのような差があるかを調べる。軟骨細胞を観察する。

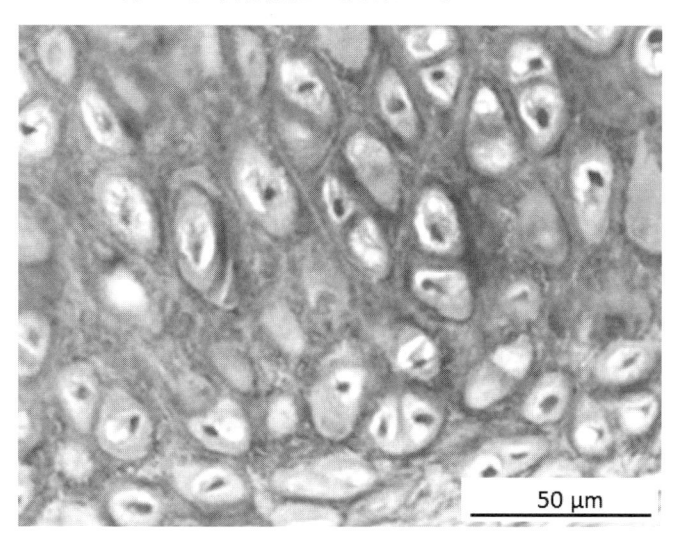

図33　耳介（強拡）RF染色

d．**考察**：②と③の標本を比較する。生体における弾性軟骨と硝子軟骨の差違を組織学的に考え、まとめる。

④軟骨組織：線維軟骨、椎間板、サル、HE染色（図34）

【fibrocartilage, intervertebral disc, monkey, HE】

a．肉眼：椎間円板のごく一部の横断である。赤く染まっている部分と淡い部分があることを確認する。

b．弱拡：同様に見える組織を調べる。軟骨細胞と線維、基質を確認する。

c．強拡：軟骨細胞の数、形、大きさを観察する。細胞間質で見ることができる線維を調べる。その走行を観察する。基質の染色性を確認する。

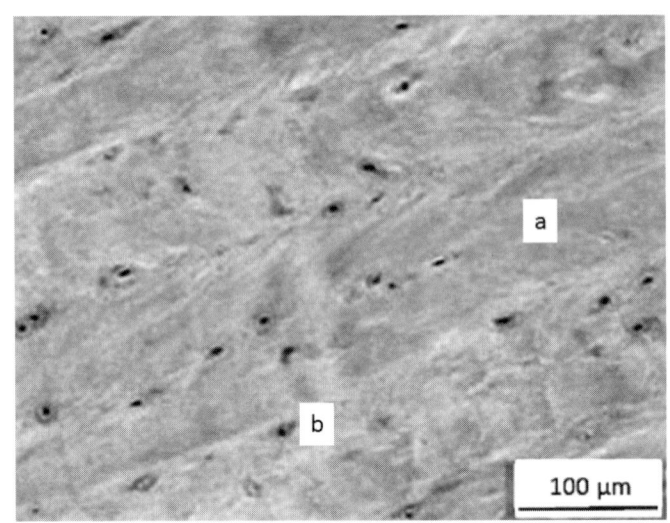

a：膠原線維
b：軟骨細胞

図34　椎間板（強拡）

d．考察：この標本を軟骨と判定する根拠を考える。椎間円板全体の標本ではどんな組織像が見ることができるかを調べる。脊索について調べる。この軟骨の人体での存在部位を調べる。

以上、標本①、②、③、④を比較し、3種類の軟骨組織をまとめる。

⑤骨組織：骨、脛骨、ヒト、横断と縦断、チオニン・ピクリン酸染色（図35、図36、図37）

【bone, tibia, transverse, human, ground, thionine-picrate】

【bone, tibia, longitudinal, human, ground, thionine-picrate】

a．肉眼：骨質の部位を確認する。白い点状に見えるものは何か、何が染まっているのかを考える。

b．弱拡：

横断；どのような層からなっているのか考える。多くの丸い腔と、腔を中心に同心円状のものを確認する。骨単位とは何かを調べる。横に長い腔の名称は何かを調べる。黒い点に見えるものは何かを調べる。その周囲のひげ状に見えるものは何かを調べる。内・外基礎層板、介在層板、接合線を観察する。骨膜、シャーピー線維はどこにあるかを調べる。

縦断；ハバース管、ハバース層板、フォルクマン管、介在層板、外基礎層板、シャーピー線維を観察する。

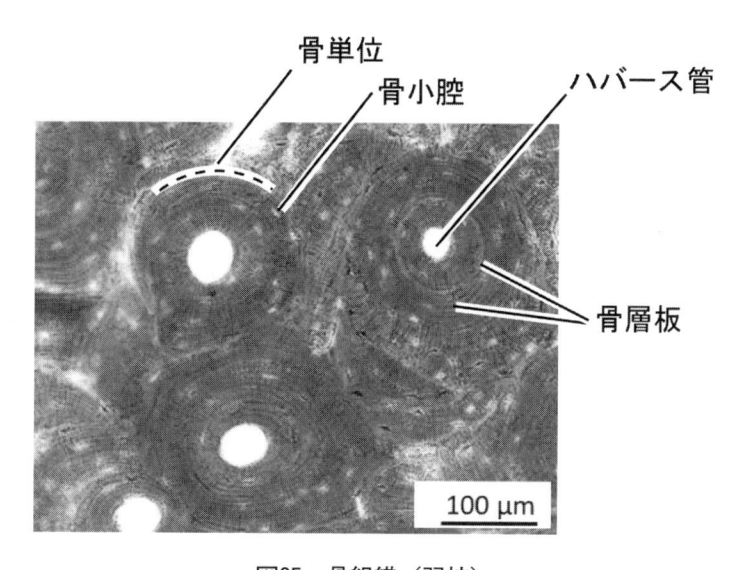

図35　骨組織（弱拡）

c．強拡：

横断；輪状に見える構造物は、どのような名称で呼ばれているかを調べる。何からできているかを調べる。接合線を確認する。丸い腔に入るものを調べる。黒く凸レンズ状のものは何かを調べる。その中に入っているものは何かを調べる。そこから出ているヒゲ状のものを観察する。中に何が入っているかを調べる。

縦断；横断標本と比較して、骨小腔と骨細管はどのように見えるかを確認する。

50 μm

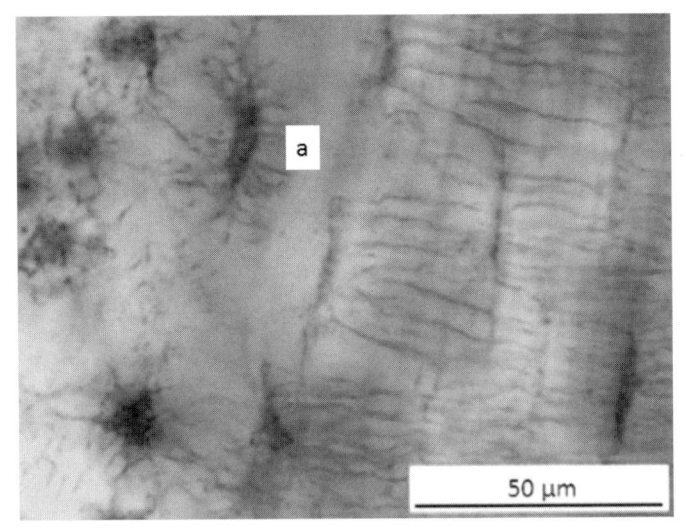

a：骨細胞

図36　脛骨（強拡）

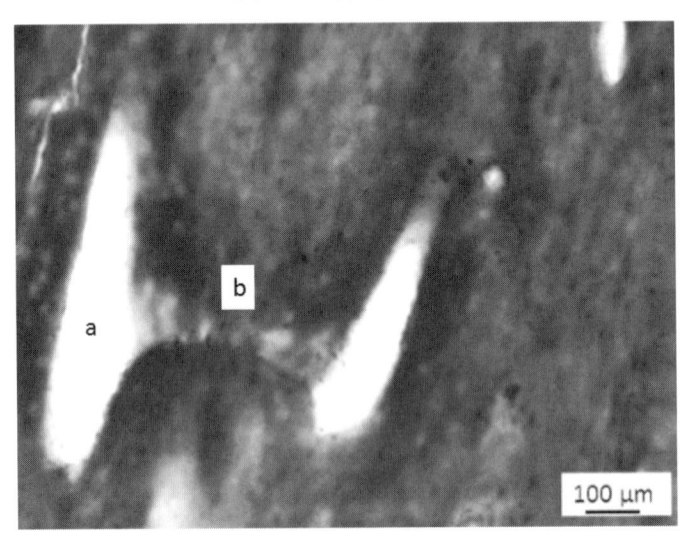

100 μm

a：ハバース管
b：フォルクマン管

図37　脛骨（強拡）；横断面

d．**考察**：両標本より骨組織の立体構造を考える。長骨以外の骨ではどんな構造かを考える。骨組織の化学的成分について考える。

6．血液、リンパおよび組織液　Blood（body fluid）

6.1　予　習

1．体液には血液、リンパ液と組織液がある。これらの違いを調べる。
2．血液は血漿と有形成分とからなるが、有形成分としてどのようなものがあるかを調べる。
3．血漿と血清の違いを調べる。
4．白血球の種類を確認する。赤血球と白血球の数（1立方mmあたり）、大きさ、機能を調べる。
5．ヒトなど哺乳類の赤血球は、他の脊椎動物や非脊椎動物と、どう異なるかを調べる。
6．血球の発生についての学説を調べる。

6.2　血液、リンパおよび組織液　観察標本

1．血液塗抹標本、メイ-グルンワルド-ギムザ染色

6.3　キーワード

血液……血液、リンパ、組織液、血液成分
　血液の細胞成分……赤血球、白血球、血小板
　血液の液体成分……血漿（血清＋線維素原）
　赤血球……無核、細胞小器官を欠く、ヘモグロビン、両凹の円板型、中央部に凹み
　網状赤血球……ミトコンドリアや粗面小胞体の遺残物
　白血球……果粒球、無果粒球、分葉核、単核
　　好中球（中性好性白血球）……分葉核、杆状核白血球、アズール果粒（一次果粒）、
　　　　　　　　　　　　　　　　特殊果粒（二次果粒）、付加物：ドラムスティック
　　好酸球（酸好性白血球）……分葉核
　　好塩基球（塩基好性白血球）……血液肥満細胞、分葉核、大小不揃いの果粒、ヒスタミン、
　　　　　　　　　　　　　　　　　ヘパリン
　　リンパ球……小リンパ球、大リンパ球、単核、Tリンパ球（T細胞、胸腺由来リンパ球、
　　　　　　　　細胞性免疫）、Bリンパ球（B細胞、骨髄由来リンパ球、液性免疫）
　　単球……単核、アズール果粒、単核性食細胞系、マクロファージ
　　血小板……果粒部、硝子部、巨核球、血液の凝固
骨髄……赤色骨髄（造血中の骨髄）、黄色骨髄（脂肪に置き換わった骨髄組織）、細網組織、

　　　　洞様毛細血管

　多能性造血幹細胞……骨髄系幹細胞、リンパ系幹細胞

　赤血球の発生過程……前赤芽球→好塩基性赤芽球→多染性赤芽球→正染性赤芽球（好酸性赤芽球）→網状赤血球→脱核→赤血球

　果粒白血球の発生過程……骨髄芽球→前骨芽球（アズール果粒出現）→骨髄球（特殊果粒出現）→後骨髄球、核の変形

　単核の発生過程……多能性造血幹細胞→骨髄系幹細胞→果粒球単球前駆細胞 →単芽球→前単球→単球

　血小板の発生過程……多能性造血幹細胞→骨髄系幹細胞→巨核球前駆細胞→巨核芽球→前巨核球→巨核球→血小板、分離膜

6.4　観　察

①**血液塗抹標本、メイ-グルンワルド-ギムザ染色**（図38～図45）

【blood smear, human, May-Grunwald-Giemsa】

a．肉眼：一様にピンク色に染まっていることを確認する。

b．弱拡：赤血球、白血球、血小板を観察する。赤血球は一様に分布していることを確認する。白血球が一部分に局在していることはないかを確認する。赤血球と白血球の数の比を調べる。

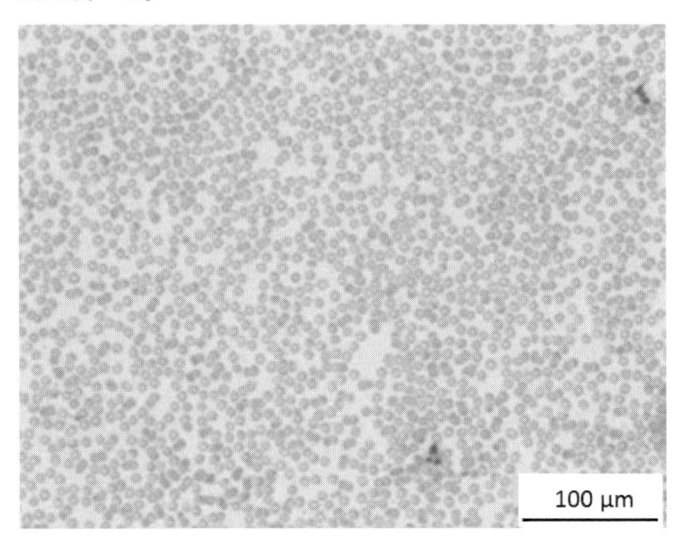

図38　血液（弱拡）

c．強拡：対物レンズ（×40）でできるだけよく検討する。より詳細に観察するときは、対物レンズ（×100）を使用して観察する。

　　赤血球；外形、大きさ、染色性、核の有無を確認する。

白血球；顆粒の有無およびその染色性により、末梢血では5種のもの（リンパ球、単球、好酸球、好中球、好塩基球）が通常見られる。そのうち、リンパ球は大リンパ球と小リンパ球にさらに分けられる。細胞の大きさ、形、細胞質とくに顆粒の染色性、核の形、染色性などに注目して分類する。大リンパ球と単球は慎重に鑑別する。好塩基球は少ない。好中球の核には桿状から2〜5分葉までの種類のものがある。女性の好中球に見られるドラムスティックを確認する。ドラムスティックの本態は何かを調べる。白血球を分類する。同じ場所を2重に数えないように注意して、白血球を100または200個観察し、白血球百分率を算定する。

血小板；骨髄にある巨核球の細胞質がちぎれてできたものである。形、大きさ、染色性を観察する。

d．**考察**：赤血球の大きさは、生鮮標本では直径8.5 μm、塗抹標本では7.5 μm、通常の組織標本では5 μmである。なぜ、このように異なるのかを調べる。赤血球の数や形の異常について調べる。白血球の数や百分率の異常について調べる。正常では骨髄中にのみ見られる若い白血球や赤血球が末梢血中に見られる疾患について調べる。免疫に関係するBリンパ球とTリンパ球について調べる。

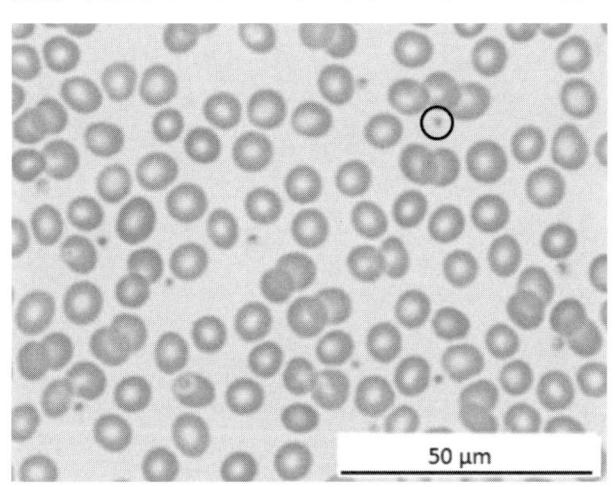

図39　赤血球
赤血球の周辺に存在する小さい点は、血小板である。
○内に血小板を見ることができる。

図40　単球

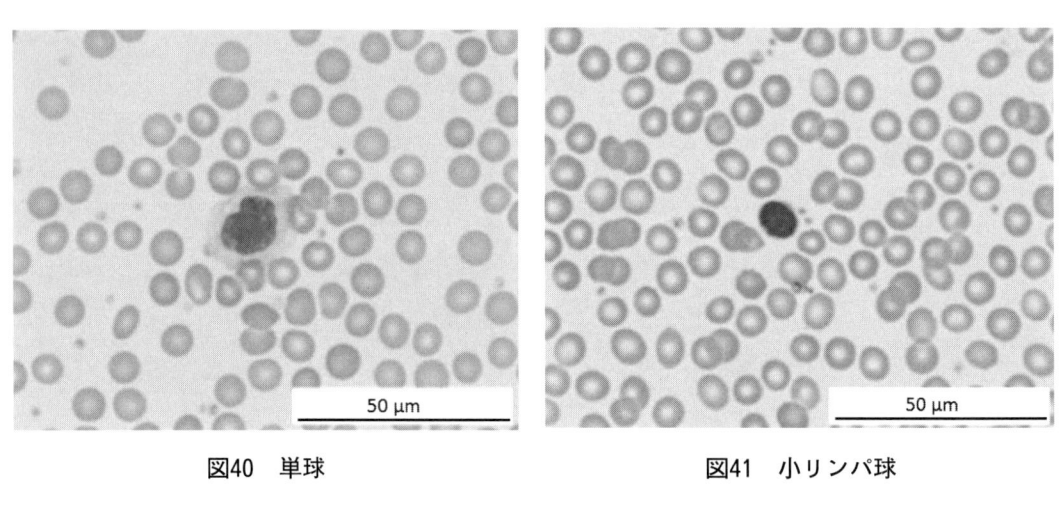

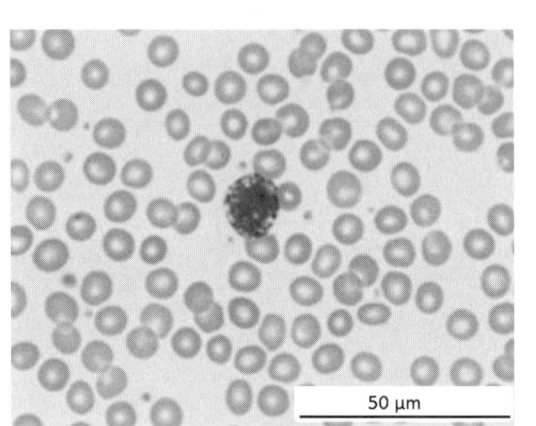

図41　小リンパ球

図42　好塩基球

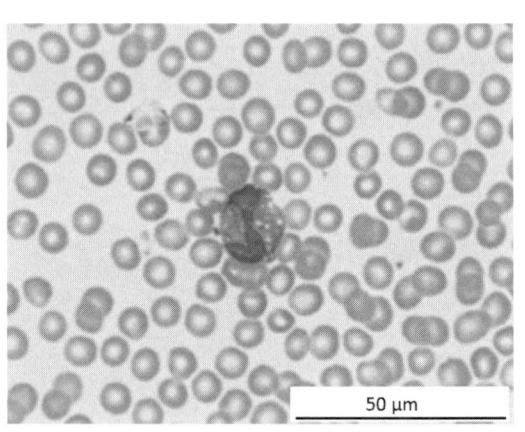

図43　好酸球

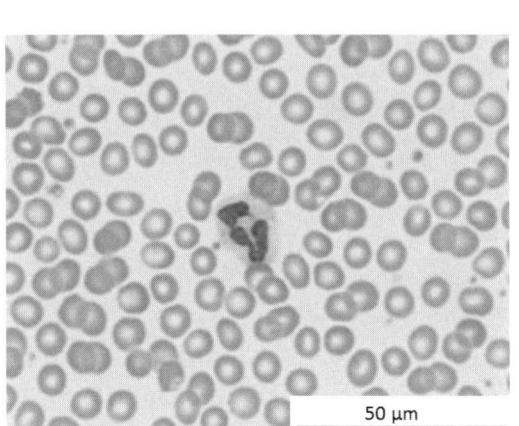

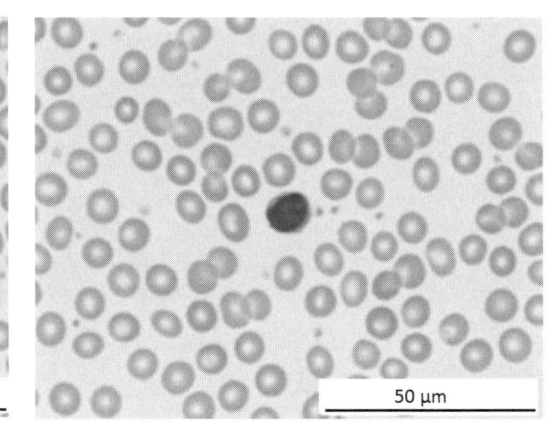

図44　好中球

図45　大リンパ球

7．筋組織　Muscular tissue

7.1　予習

1．一般に筋は形状の違いに基づき横紋筋と平滑筋の2種に大きく分類される。それぞれどのような特徴を有し、身体のどのような部位に見られるかを調べる。また機能的には随意筋と不随意筋に分けられる。この2つの分類ではどのような組合せがあるかを調べる。

2．骨格筋の組織学的構造単位である筋線維について調べる。筋線維の両端の形について確認する。筋線維、筋細（原）線維、筋細糸（ミオシン細糸、アクチン細糸）、A帯、I帯、H帯、M線、Z線、筋節のおのおのの関係を理解する。筋線維の発生の仕方について調べる。

3．骨格筋の収縮の機構について調べる。光顕と電顕レベルでの構造の関連性を調べる。T系とは何かを調べる。筋形質小胞体とは何かを調べる。滑り込み説（sliding filament theory）とはどのような説で、いつ、だれが提唱したか、さらに現在は、どのように考えられているかも調べる。

4．骨格筋の運動終板および筋紡錘の構造と機能を調べる。

5．白筋、中間筋、赤筋とは何かを調べる。それぞれの筋の特徴を調べる。

6．心臓は一生を通じ活発な収縮を行っている。どのような収縮機構と調節機構を有しているかを調べる。

7．平滑筋の収縮の機構について調べる。

7.2　筋組織　観察標本

1．骨格筋、縦断と横断、ヒト、HE染色
2．心筋、心臓、ヒト、HE染色
3．平滑筋、膀胱、ヒト、HE染色
参考．筋腱移行部、ヒト、HE染色

7.3 キーワード

筋組織

分類

［筋組織］	［形態］	［機能］	［存在部位］
骨格筋	横紋筋	随意	骨格
心筋	横紋筋	不随意	心臓
平滑筋	平滑筋	不随意	内臓の筋、血管壁

骨格筋

構造……線維、多核、筋上膜（肉眼解剖学の筋膜に相当する）、筋周膜、筋内膜

筋線維……横紋、A帯、I帯、Z帯、H帯、M線、筋節（サルコメア）、コーンハイム野、赤筋線維、白筋線維、筋鞘、多数の核、核は筋線維の周辺部に点在、筋形質、筋原線維、筋（形質）小胞体、L系、細管、終末槽、T細管、三つ組、T系

筋線維の微細構造……筋フィラメント、太いフィラメント、ミオシン、細いフィラメント アクチン、L－メロミオシン（light meromyosin）、H－メロミオシン（heavy meromyosin）、トロポミオシン、トロポニン

運動神経終末……運動単位、運動終板、神経筋接合、シナプス下ひだ、シナプス小胞

感覚神経終末……筋紡錘、紡錘内線維：核のふくろ線維（核嚢線維）、核のくさり線維（核鎖線維）、らせん輪状神経終末、房状神経終末、運動終板

腱と筋腱接合部……筋原線維、膠原線維、筋線維が鈍端をもって終わり、腱の膠原線維がこれに接続する。

心筋

心筋線維＝心筋細胞……筋線維が分岐・網状、筋内膜、筋周膜

筋フィラメントと筋小胞体……筋鞘、核は心筋細胞のほぼ中心、A帯、I帯、M帯、H帯、Z帯、ミオシンフィラメント、筋（形質）小胞体、L系、T系、三つ組、コーンハイム野、筋形質、多数のミトコンドリア

介在板……デスモゾーム、アドヘレンス結合、ギャップ結合（ネクサス）

平滑筋

構造……平滑筋細胞、単核、筋原線維、筋フィラメント、細胞膜下暗調小体、ギャップ結合（ネクサス）

筋フィラメント（ミオフィラメント）……太いフィラメント、細いフィラメント、ミオシン、アクチン

7.4 観察

①**筋組織：骨格筋、縦断、ヒト、HE染色（図46、図47）**

【skeletal muscle, longitudinal, human, HE】

参考：骨格筋、横断、ヒト、HE染色

【skeletal muscle, transverse, human, HE】

a．**肉眼**：均質に染まっている部分と透明で染まっていないように見える部分を観察する。それらの部分は、それぞれ何かを確認する。

b．**弱拡**：筋線維を同定する。筋線維とはどのような細胞かを調べる。長さ、太さ、核の形について調べる。筋線維内における核の位置、細胞質の特徴について調べる。横紋は見ることができるかを調べる。肉眼で透明に見えた部位にはどのようなものが観察されるかを調べる。筋鞘について調べる。筋内膜、筋周膜、筋上膜とは何かを調べる。

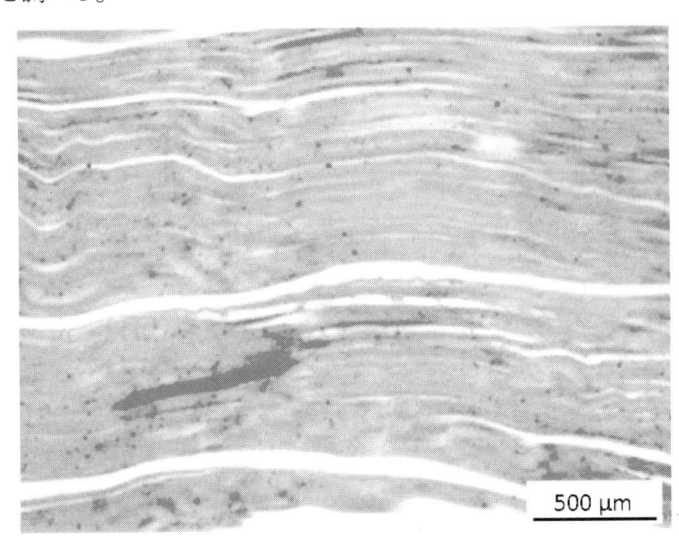

図46　骨格筋（弱拡）

c．**強拡**：横紋を確認する。濃く染まっているA帯と、淡く染まっているI帯とをまず観察する。A帯とI帯の幅はすべて同じか異なるかを観察する。I帯の中央部に濃く染まっているZ線を同定する。H帯とM帯を確認する。核の形、大きさを観察する。核の染色性を確認する。筋鞘を確認する。筋線維間に存在する結合組織を同定する。

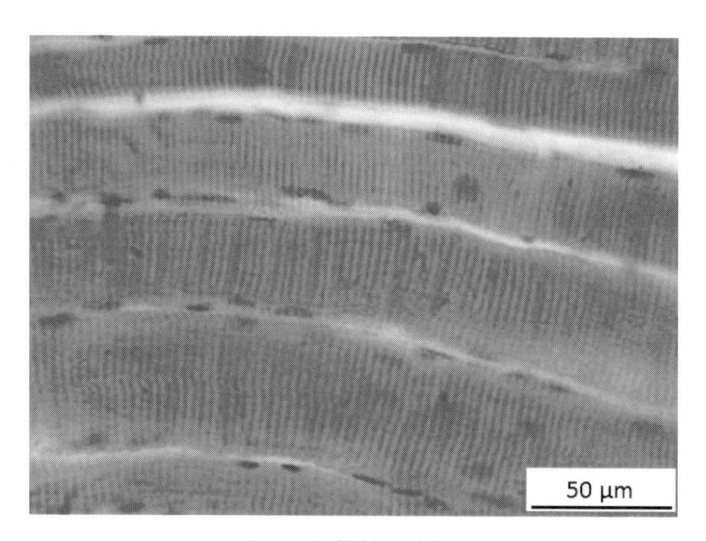

図47　骨格筋（強拡）

②筋組織：心筋、心臓、ヒト、HE染色（図48、図49）

【cardiac muscle, human, HE】

a．肉眼：標本の染色状態を確認する。内膜側を確認する。
b．弱拡：心筋細胞の走向について、走行方向を観察する。細胞質の特徴について調べる。明るく見える部分において何が見えるのかを確認する。心内膜（単層扁平上皮と疎性結合組織）や心外膜（この標本では脂肪組織のみ）の層を観察する。

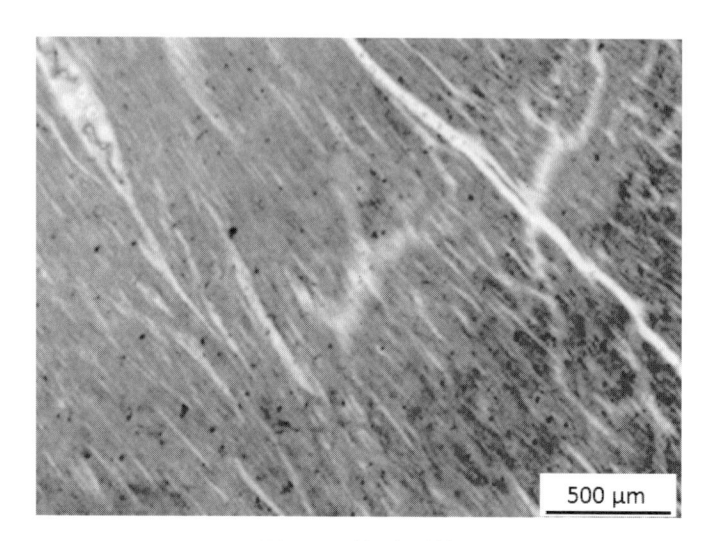

図48　心筋（弱拡）

c．強拡：

縦断部位で；心筋細胞の境界を確認する。心筋細胞の形を確認する。核の形、核小体、細胞内での核の位置について観察する。核周囲に認められる黒い顆粒を調べる。骨格筋で観察したA帯（H帯、M線）、I帯、Z線を観察する。

　　　　介在板（光輝線）を確認する。介在板について調べる。
　　横断部位で；核の細胞内における位置について観察する。細胞質の状態を確認する。
　　　　コーンハイム野について調べる。

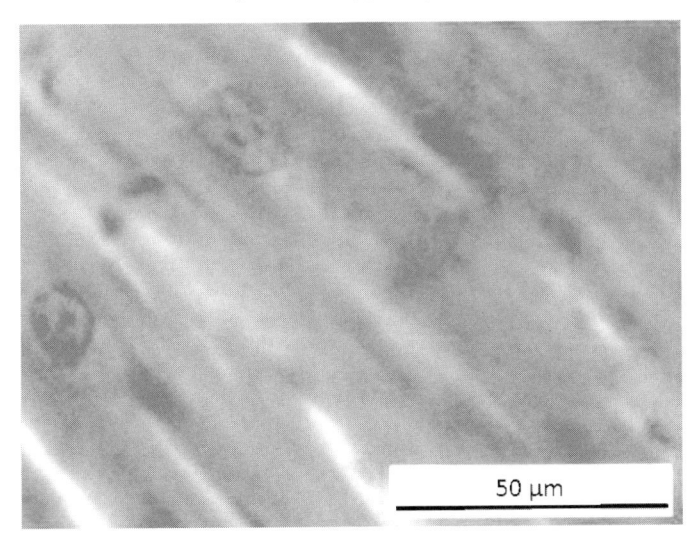

図49　心筋（強拡）

d．考察：骨格筋と異なる点を確認する。心臓の刺激伝導系とは何かを調べる。どのような
　　　細胞から構成されるかを調べる。心臓のどこに見ることができるかを調べる。

③筋組織：平滑筋、膀胱、ヒト、HE染色（図50、図51）
　【smooth muscle, urinary bladder, human, HE】
a．肉眼：粘膜側と筋層側を識別する。筋の部分を選び染色性を確認する。
b．弱拡：筋線維の走行を確認する。

a：膀胱内腔
b：移行上皮
c：皮下組織
d：平滑筋

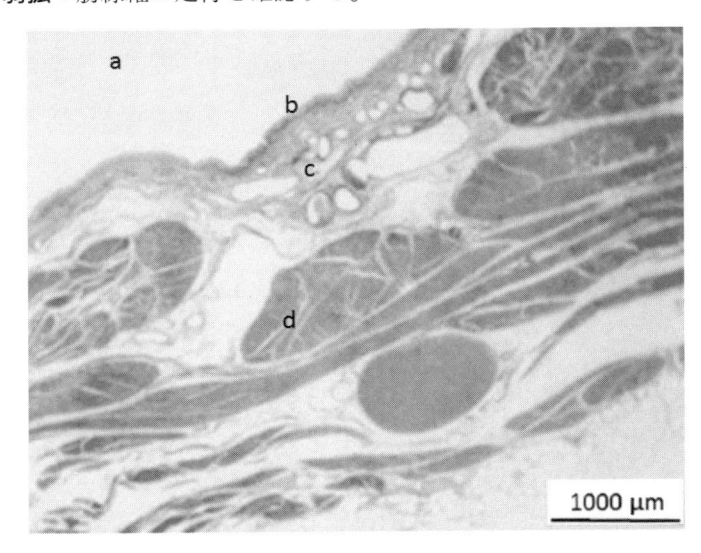

図50　平滑筋（弱拡）

第2章　組織学総論実習の手引き　77

c．**強拡**：平滑筋が縦断および横断されている部位をそれぞれ詳しく観察する。平滑筋細胞の形を確認する。長さ、太さ、核の形、大きさ、細胞の染色性、核の細胞内における位置、細胞質の形態、核小体を観察する。

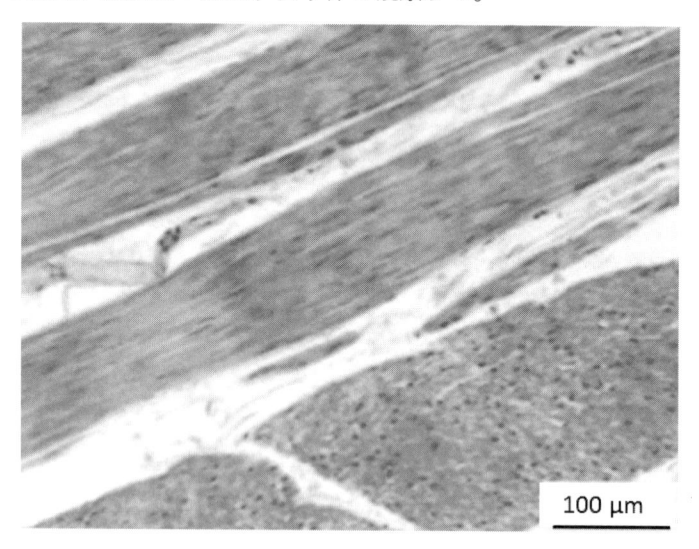

図51　平滑筋（強拡）

参考：筋・腱移行部、ヒト、HE染色（図52、図53）

【muscle-tendon transitionary area, human, HE】

a．**肉眼**：筋と腱の部分をそれぞれの染色の状態で識別を行う。
b．**弱拡**：腱の部分の線維の種類を調べ、走行を観察する。筋線維の末端が腱に移行している部分を捜す。移行している状態を観察する。筋と腱の部分の染まり方の違いを観察する。

a：腱
b：骨格筋

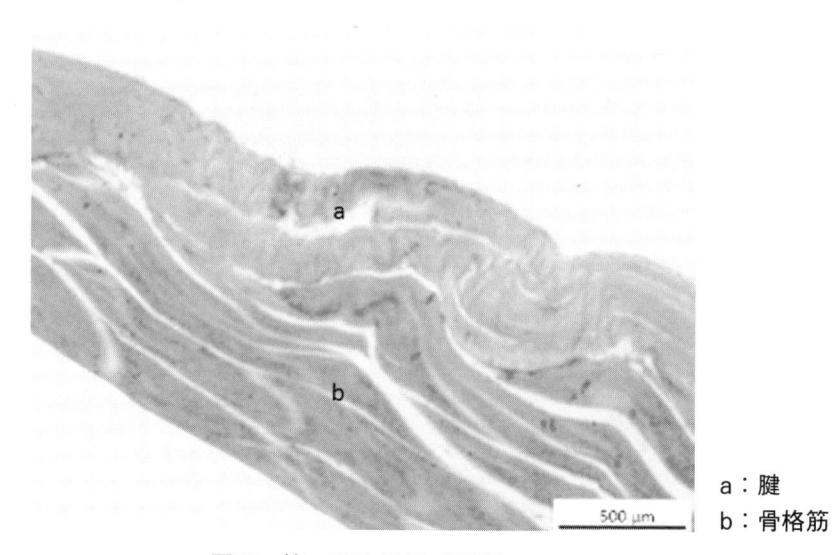

図52　筋・腱移行部（弱拡）

c．強拡：筋の末端がどのように腱に移行しているかを詳細に観察する。

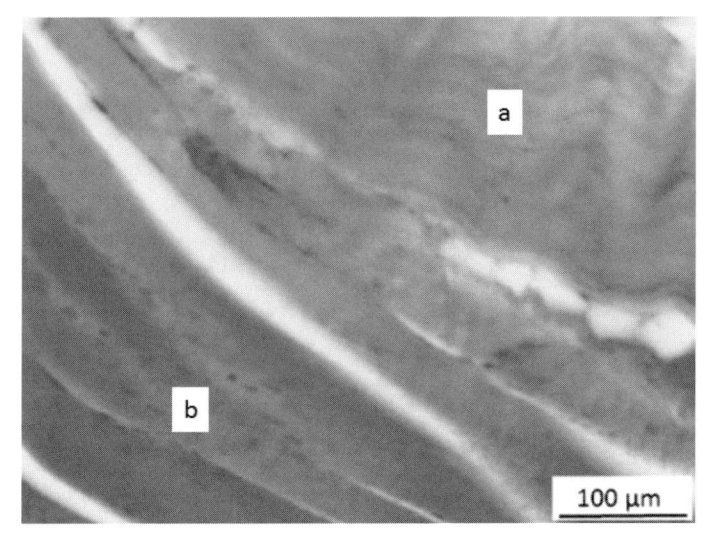

図53　筋腱移行部（強拡）

a：腱
b：骨格筋

8．神経組織　Neural tissue

8.1　予習

1. 神経系はニューロン neuron（神経元）と呼ばれる特殊な細胞が相互に連絡した網状の組織からなっている。神経、神経細胞、ニューロン、神経線維、神経膠細胞の定義と相互の関係を調べる。
2. 神経細胞は他の細胞と比べてどのような特殊な構造と機能をもつかを調べる。
3. 神経系は脳と脊髄からなる中枢神経系 central nervous system（CNS）と中枢神経系以外のすべての神経組織をなす末梢神経系 peripheral nervous system（PNS）に分けられる。両者の構造は基本的にどのように異なるかを調べる。

8.2　神経組織　観察標本

1. 神経細胞、脊髄神経細胞解離、ウシ、カーミン染色
2. 神経細胞、脊髄、ネコ、渡銀染色

8.3　キーワード

神経系（神経組織）
　　ニューロン（神経単位、神経元）＝細胞体（神経細胞体）＋神経突起（軸索、樹状突起）
　　神経細胞体……神経原線維、ニューロフィラメント（神経細糸）、神経細管（神経微小管）、
　　　　　　　　　ニッスル小体、軸索小丘、メラニン色素、リポフスチン果粒
　　神経突起……樹状突起、樹状突起棘（棘突起）、軸索、軸索小丘
　　ニューロンのタイプ……無極神経細胞、単極神経細胞、双極神経細胞、偽単極神経細胞、
　　　　　　　　　多極神経細胞、投射ニューロン［ゴルジ1型ニューロン］、介在
　　　　　　　　　ニューロン［ゴルジ2型ニューロン］
　　神経線維……髄鞘（ミエリン鞘）、有髄線維と無髄線維、シュワン細胞、シュワン鞘（神
　　　　　　　　　経鞘）、ランヴィエ絞輪、髄鞘節（輪間節）、シュミット－ランターマン切痕、
　　　　　　　　　軸索間膜
　　神経節……脊髄神経節、自律神経系神経節（交感神経節、副交感神経節）、衛星細胞（外套
　　　　　　　　　細胞）
　　末梢神経……知覚と運動、神経上膜、被膜、神経内膜、神経周膜
　　シナプス……シナプスボタン、シナプス小胞、シナプス前膜、シナプス間隙、シナプス後
　　　　　　　　　膜、シナプス下ひだ、ギャップ結合
　　神経終末……自由神経末端、メルケル細胞、知覚終末装置、ファーテル－パチニ小体、マ
　　　　　　　　　イスネル触覚小体、クラウゼ終棍、ゴルジ－マッツォニ小体、ルフィニ小体、
　　　　　　　　　腱紡錘、ゴルジ腱器官
　　グリア細胞（神経膠細胞）……星状膠細胞（アストロサイト）、原形質性星状膠細胞、線維
　　　　　　　　　性星状膠細胞、終足、希突起膠細胞（オリゴデンドロサイト）、
　　　　　　　　　束間細胞、随伴細胞、ミクログリア、上衣細胞、脈絡叢、
　　　　　　　　　脳脊髄液、血液脳関門

8.4　観　察

①神経細胞、脊髄神経細胞解離、ウシ、カーミン染色（図54、図55）
　【neuron (nerve cell and fiber), spinal cord, cow, dessected, carmin】
　a．**肉眼**：塗抹標本であるが、赤く染まっているところを確認する。
　b．**弱拡**：ニューロンは、大きな細胞体をもつ。細胞体のはっきり見えるニューロンを選び、
　　　　　　　全体像を確認する。細胞と核の大きさはどれくらいかを調べる。核小体を観察す
　　　　　　　る。神経細胞以外に染まっているものを捜す。

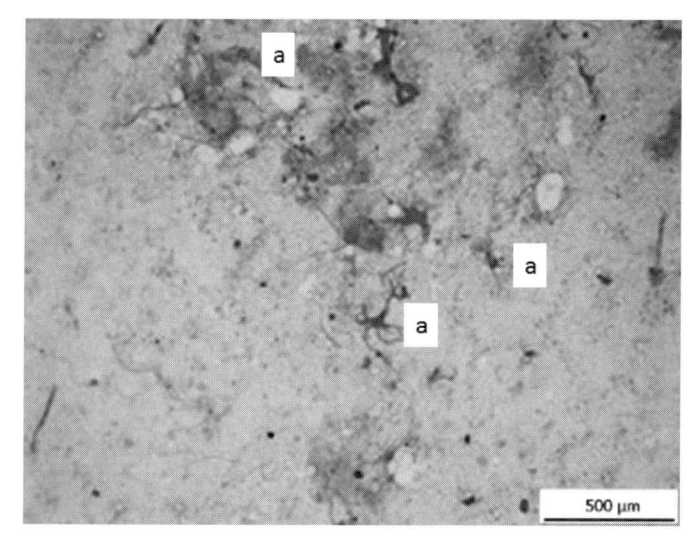

a：神経細胞

図54　神経細胞（弱拡）

c．**強拡**：細胞質はどのように染まっているかを観察する。核周部の構造を観察する。突起に続く線維状のものを調べる。核はどのように染まっているかを調べる。核小体を観察する。突起にはどんな種類のものがあるかを調べる。

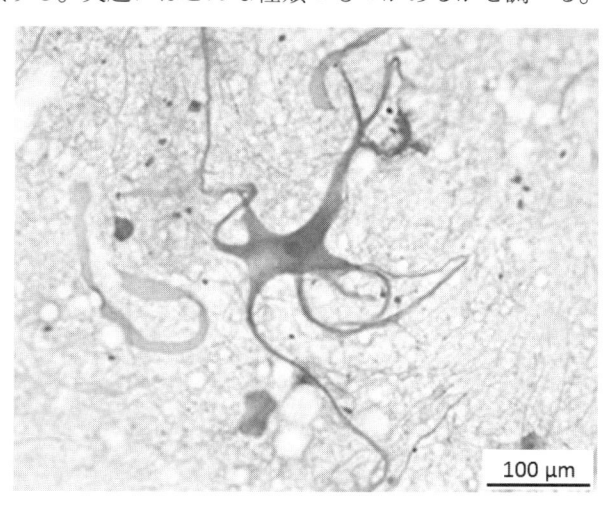

図55　神経細胞（強拡）

②**神経細胞、脊髄、ネコ、渡銀染色（図56、図57）**

【nerve cell, spinal cord, cat, silver】

a．**肉眼**：楕円形の脊髄横断標本である。どちらが前（腹側）かを確認する。より濃く染まっているところは何かを調べる。

b．**弱拡**：最初に中心管を捜し、前角と後角を確認する。きわめて大型で、濃く染まっている神経細胞を捜す。

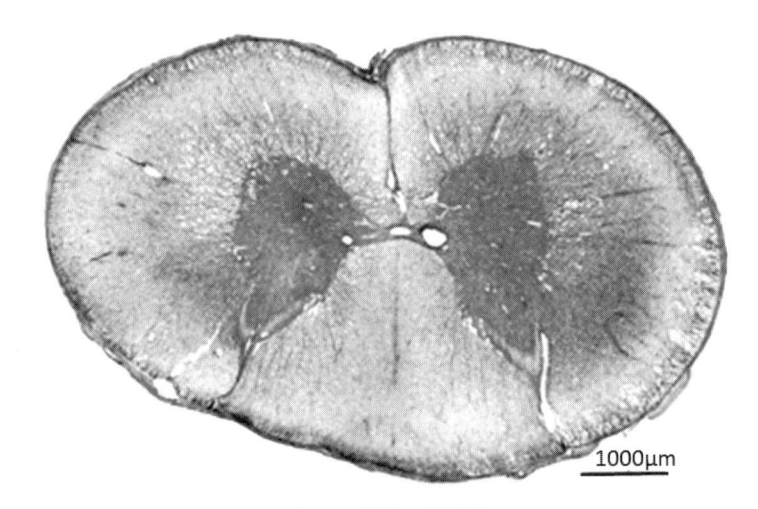

図56　脊髄（弱拡）

c. **強拡**：神経細胞をよく観察する。細胞の大きさ、形、どのように染まっているかを調べる。細胞質に何か構造が見ることができるかを観察する。核の形、大きさ、染色性を観察する。核小体と突起を観察する。神経細胞以外に前角で認められる細胞は何かを調べる。その特徴は何かを調べる。

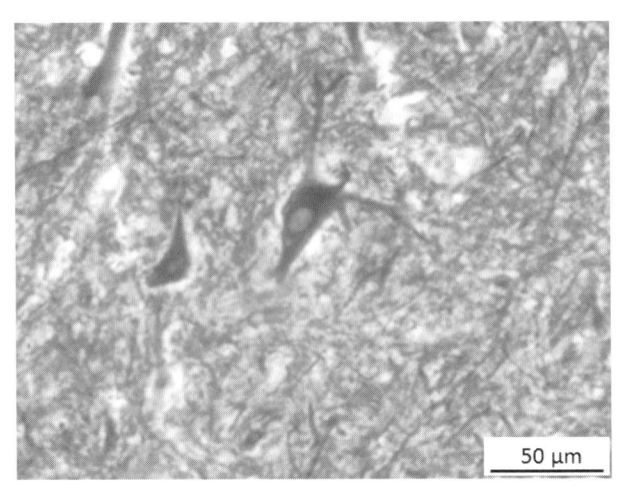

図57　脊髄（強拡）

d. **考察**：細胞体の中ではどのような微細構造が見られるかを調べる。ニッスル小体について調べる。またそれらを特に染色する方法には、どのような染色方法があるのかを調べる。

第 3 章
解剖学標本見学実習の手引き

1．解剖学標本見学実習に際して

1．1　解剖学標本見学実習の目的

　解剖学は医学の基礎である。コメディカル分野の学生が、人体解剖学実習において、1．人体の組織・器官の立体的なつながりを学ぶことができる。2．あらためて生命の尊厳について考える機会をもつことができる。3．学生が専門職を目指す自覚が深まることができる。これらのことから、人体解剖学実習を学ぶことは、きわめて有意義である。

1．2　解剖学標本見学実習の心得

　現在、日本国内の大学学士教育課程で学生が人体の解剖を行い、その構造を学ぶことを課しているのは医学部医学科、歯学部歯学科である。近年、医学・歯学のみならず、コメディカル分野の職業を目指す大学・専門学校において解剖学（人体構造学など）を学ぶ機会が増している。人体解剖学実習は、死体解剖保存法（1949年制定　http://law.e-gov.go.jp/htmldata/S24/S24HO204.html）によって「医学の教育・研究の目的のため（第二条）」、「解剖実習は医学に関係する大学の解剖学の教授又は准教授が行う（第二条）」、「医学に関する大学において（第十条）、特に設けた解剖室においてしなければならない（第九条）」と定められている。

　医学・歯学の学生は、解剖学の教授または准教授の指導のもとで人体解剖学実習を行っている。コメディカル学生は、解剖学実習室における人体標本見学実習の機会がもたらされることが多い。人体標本見学実習についても解剖学の教授または准教授の指導のもとで実施されていることを忘れてはならない。

　現在の日本の医学部・歯学部で行われている人体解剖学実習に用いられているご献体は、生前自ら進んで医学の教育・研究のため解剖を希望された方々である。コメディカル学生の人体解剖学実習は、より良い医療の実現のために貢献されたコメディカルの諸先輩方の長年のご努力とお体を提供された方々や献体団体のご理解・ご承諾・信頼によるものである。ご献体された方々の意志を十分に思い、敬意をもって人体解剖実習・標本実習を行うことが大切である。

人体解剖学標本実習の心得
- ご献体は、生前自ら進んで解剖を希望された方々である。【篤志献体】
- ご献体された方々の意志を十分に思い、敬意をもって人体標本見学を行うこと。
- 生命の尊厳について考えること。
- 人体標本見学は、黙禱で始まり、黙禱で終わる。
- 人体標本見学の話は、学校構内のみ。
- 実習については、いかなる内容であってもSNSなどにアップロードしてはいけない。

2. 観 察

2.1 頭部および顔面（図1、図2）

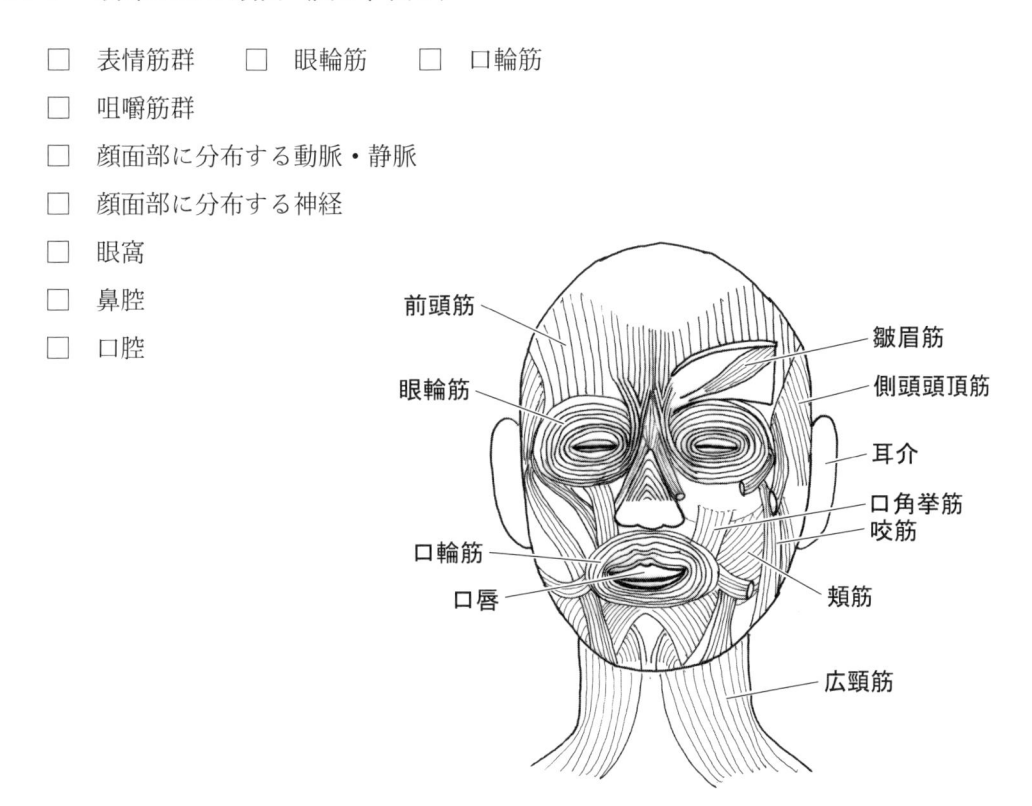

- ☐ 表情筋群　　☐ 眼輪筋　　☐ 口輪筋
- ☐ 咀嚼筋群
- ☐ 顔面部に分布する動脈・静脈
- ☐ 顔面部に分布する神経
- ☐ 眼窩
- ☐ 鼻腔
- ☐ 口腔

図1　顔面表層

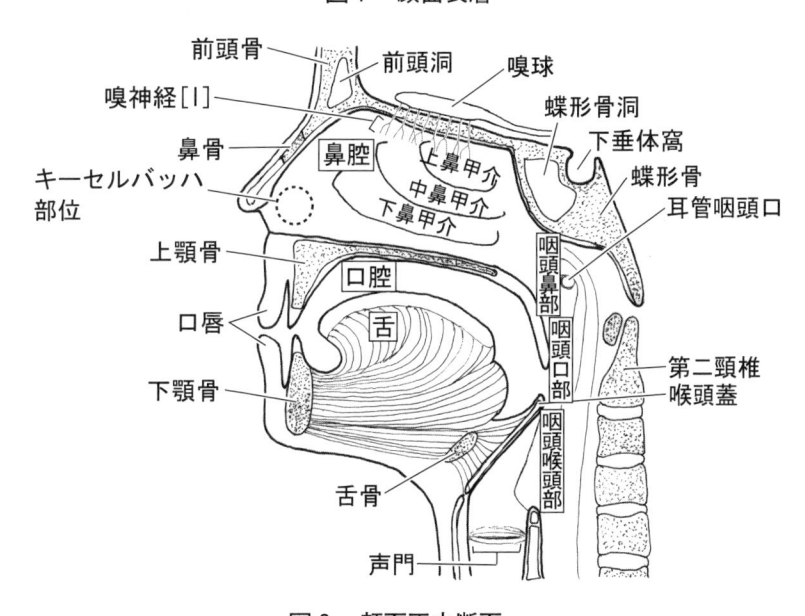

図2　顔面正中断面

第3章　解剖学標本見学実習の手引き

2.2 中枢神経系

①脳

a．外表を観察する（図3）

　　□ 脳　　□ 大脳半球　　□ 小脳　　□ 橋　　□ 延髄　　□ 硬膜

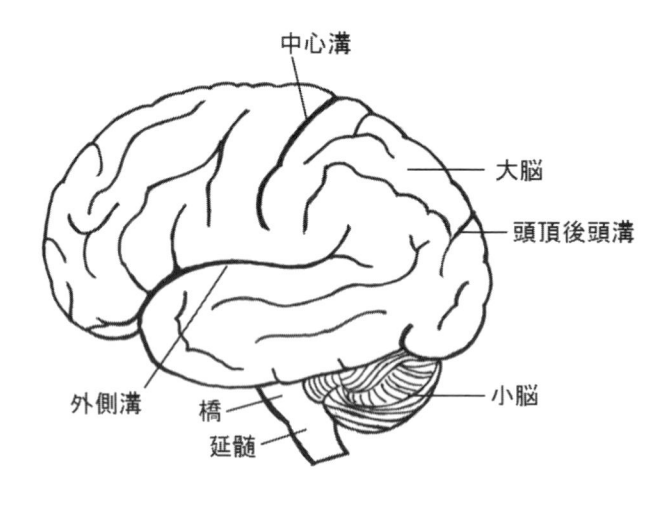

図3　脳（外表）

b．正中断面を観察する（図4）

　　□ 大脳　　□ 間脳　　□ 視床　　□ 視床下部　　□ 小脳　　□ 中脳
　　□ 橋　　□ 延髄　　□ 脳幹　　□ 帯状回　　□ 脳梁
　　□ 下垂体（脳の標本には付いていない）

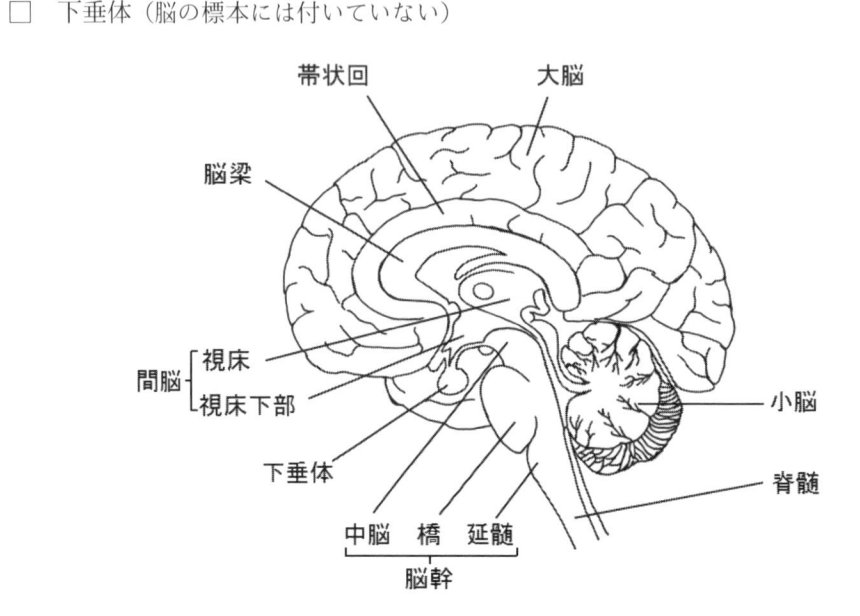

図4　脳（正中断面）

②脊髄
a．脊髄全体と断面を観察する
　　□　脊髄　　□　白質　　□　灰白質　　□　脊髄神経節　　□　脊髄硬膜

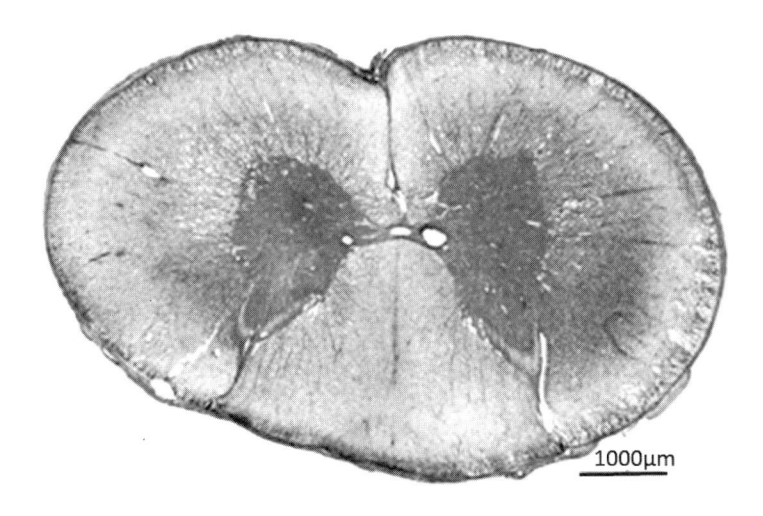

図5　脊髄断面（ネコ；渡銀染色）

2.3　感覚器系

①視覚器
　　□　眼球　　□　角膜　　□　水晶体　　□　硝子体　　□　網膜　　□　視神経
　　□　眼筋（6種類）

②聴覚器
　　□　鼓膜
　　□　耳小骨　（□　ツチ骨　　□　キヌタ骨　　□　アブミ骨）

2.4 頸 部

①咽頭、喉頭、食道の観察
- ☐ 咽頭
- ☐ 喉頭
- ☐ 食道

②喉頭と気管・気管支の観察（図6）
- ☐ 喉頭の軟骨群
- ☐ 声門　☐ 声帯ヒダ　☐ 室ヒダ
- ☐ 甲状腺
- ☐ 気管　☐ 気管支

③頸部の主な筋
- ☐ 胸鎖乳突筋　☐ 胸骨舌骨筋

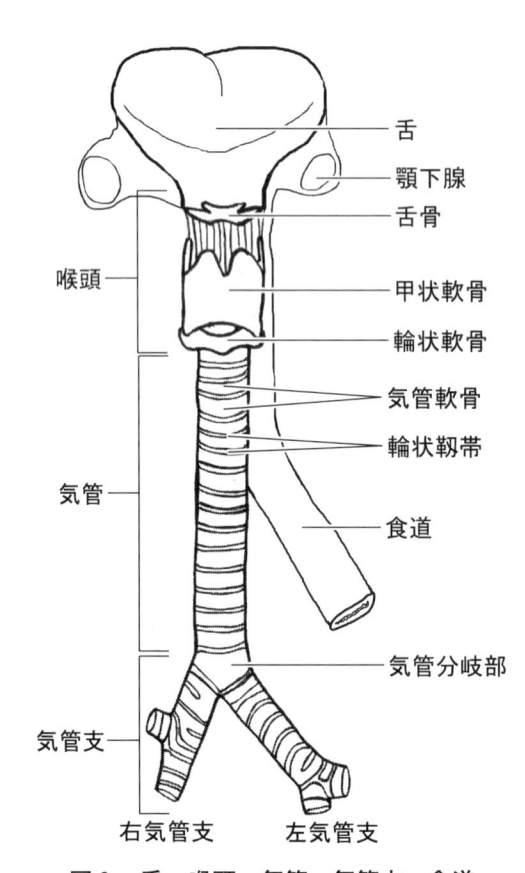

図6　舌、喉頭、気管・気管支、食道

2.5 胸　部

①肺

a．肺の前面を観察する（図7 a、b）

　　□　右肺　　□　上葉　　□　中葉　　□　下葉
　　□　左肺　　□　上葉　　□　下葉

b．肺門を観察する（図7 c、d）

　　□　右肺動脈　　□　右肺静脈　　□　気管支
　　□　左肺動脈　　□　左肺静脈　　□　気管支

a．右肺前面　　　　　　　　b．左肺前面

c．右肺後面　　　　　　　　d．左肺後面

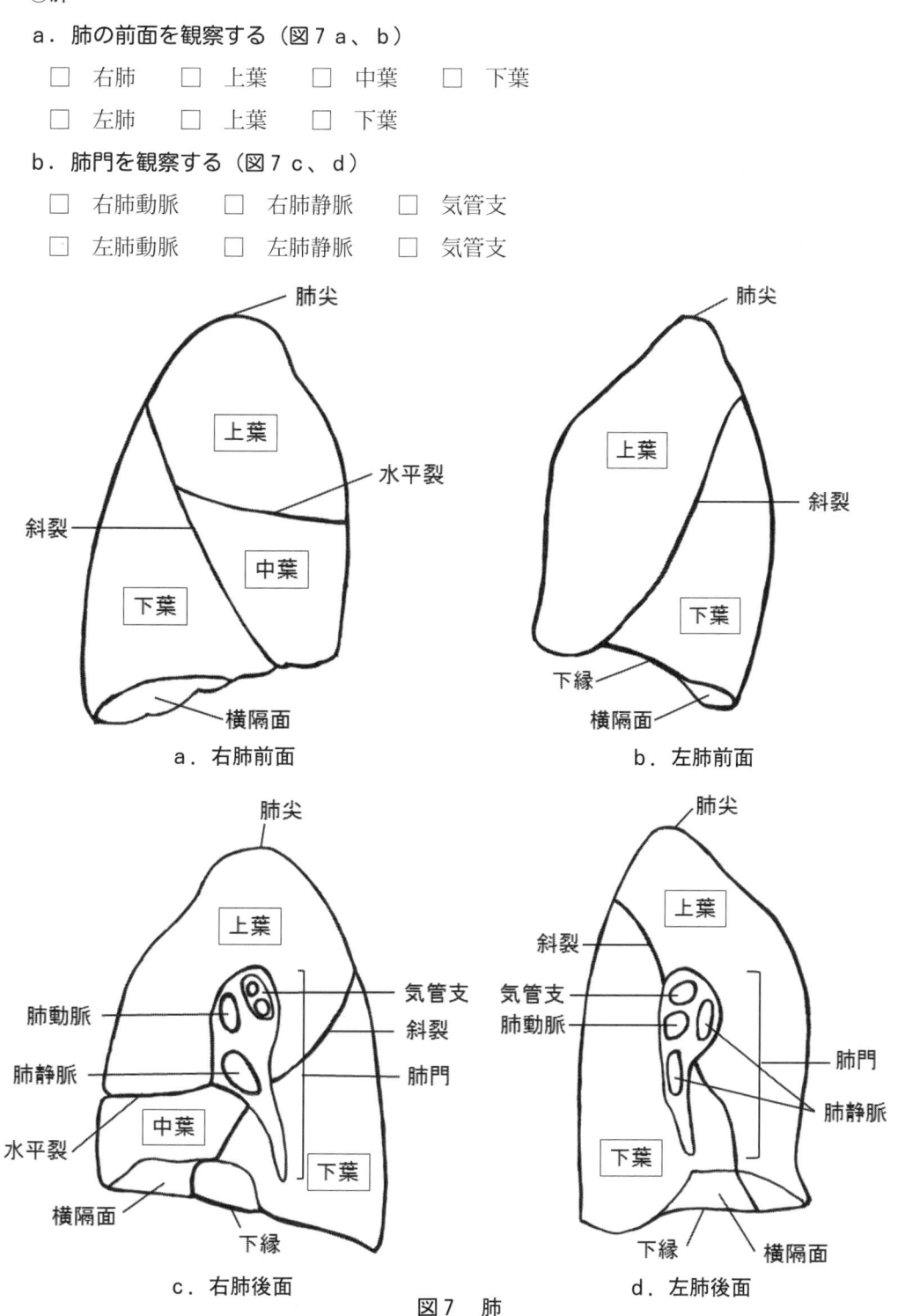

図7　肺

②心臓

a．心臓の外表を観察する（図8）

- ☐ 右冠状動脈
- ☐ 左冠状動脈
- ☐ 回旋枝
- ☐ 前室間枝
- ☐ 冠状静脈洞
- ☐ 心尖
- ☐ 右心耳
- ☐ 左心耳

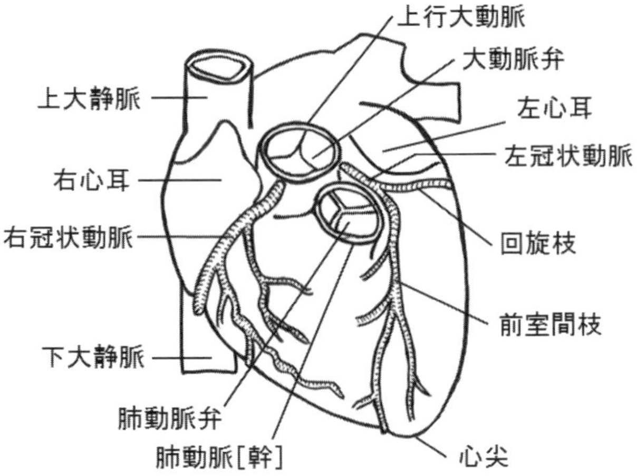

図8　心臓の外表（前面）

b．心臓の内面を観察する（図9）

- ☐ 右心房
- ☐ 左心房
- ☐ 右心室
- ☐ 左心室
- ☐ 乳頭筋
- ☐ 腱索
- ☐ 右房室弁
- ☐ 左房室弁
- ☐ 肺動脈弁
- ☐ 大動脈弁

c．心臓に出入りする血管を観察する（図9）

- ☐ 大動脈弓
- ☐ 腕頭動脈
- ☐ 右総頸動脈
- ☐ 右鎖骨下動脈
- ☐ 左総頸動脈
- ☐ 左鎖骨下動脈
- ☐ 胸大動脈
- ☐ 上大静脈
- ☐ 下大静脈

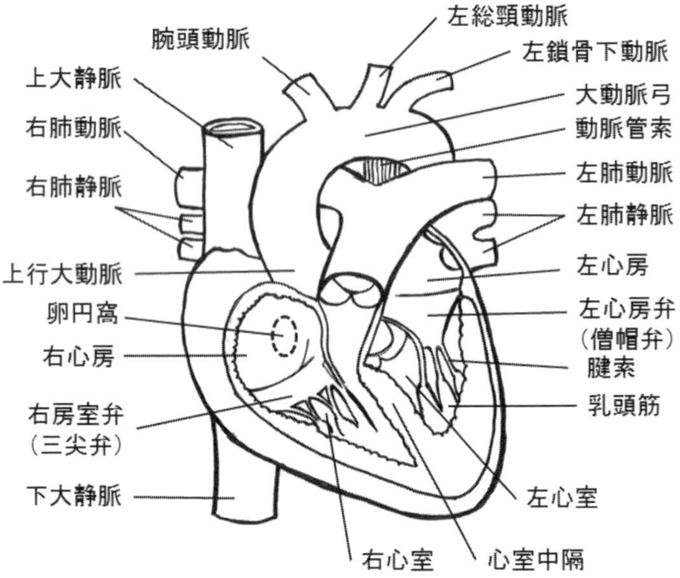

図9　心臓の内面

2.6 腹　部

①胃（図10）
- ☐ 噴門　☐ 幽門　☐ 大弯　☐ 小弯
- ☐ 内斜・中輪・外縦筋層
- ☐ 胃小窩

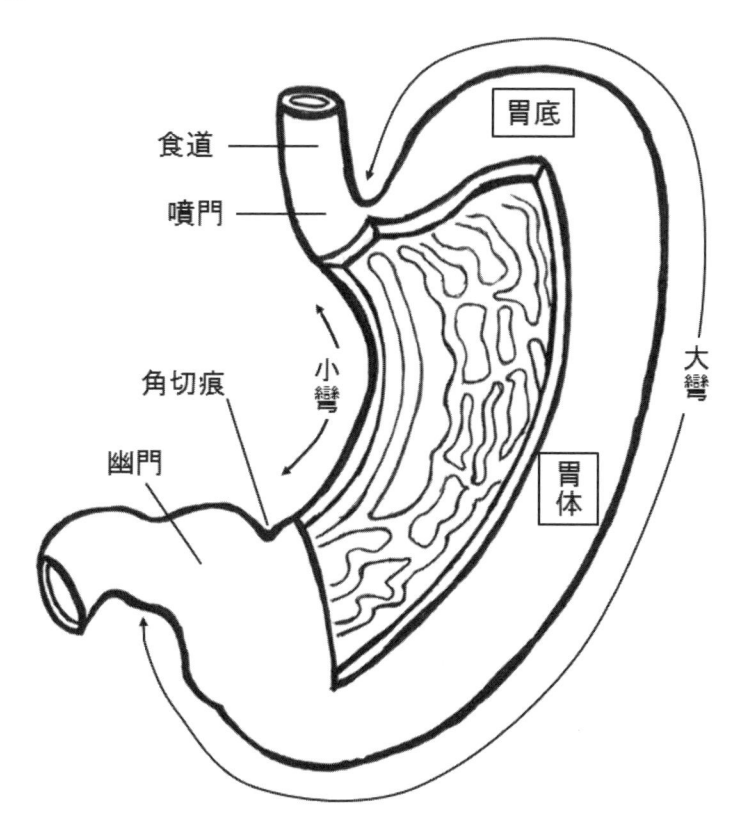

図10　胃の外表と内面

②小腸：十二指腸（図11）、空腸と回腸（図12）

- ☐ 十二指腸
- ☐ 大十二指腸乳頭　☐ 小十二指腸乳頭

空腸と回腸：☐ 空腸　☐ 回腸

③大腸：盲腸、結腸と直腸（図12）

- ☐ 盲腸　☐ 虫垂

結腸：
- ☐ 上行結腸　☐ 横行結腸　☐ 下行結腸　☐ S状結腸
- ☐ 結腸ヒモ　☐ 結腸半月ヒダ　☐ 腹膜垂

直腸：
- ☐ 直腸

図11　十二指腸、膵臓と脾臓

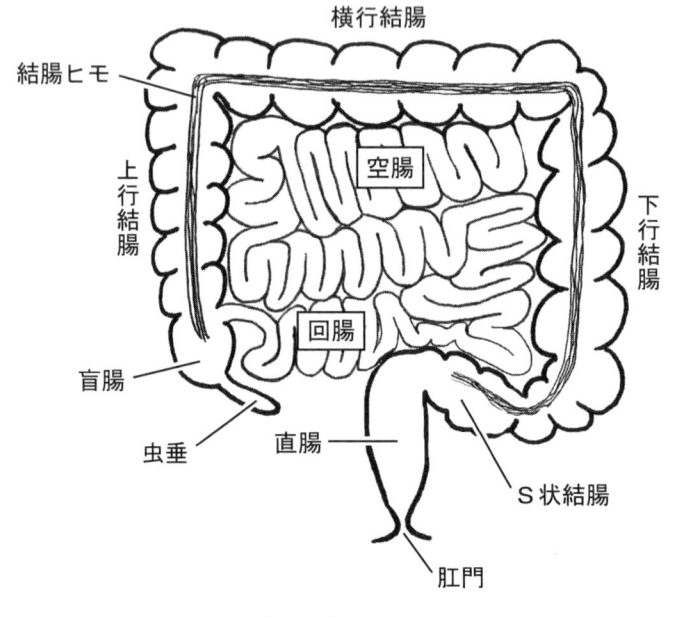

図12　小腸と大腸

④肝臓（図13 a、b）
- ☐ 右葉　☐ 左葉　☐ 方形葉　☐ 尾状葉
- ☐ 肝門　☐ 門脈　☐ 左右肝管　☐ 固有肝動脈
- ☐ 総肝管　☐ 肝円索

⑤胆嚢（図13 a、b）
- ☐ 胆嚢管　☐ 胆管　☐ 総胆管　☐ 胆嚢

⑥膵臓（図11）
- ☐ 膵臓　☐ 膵管

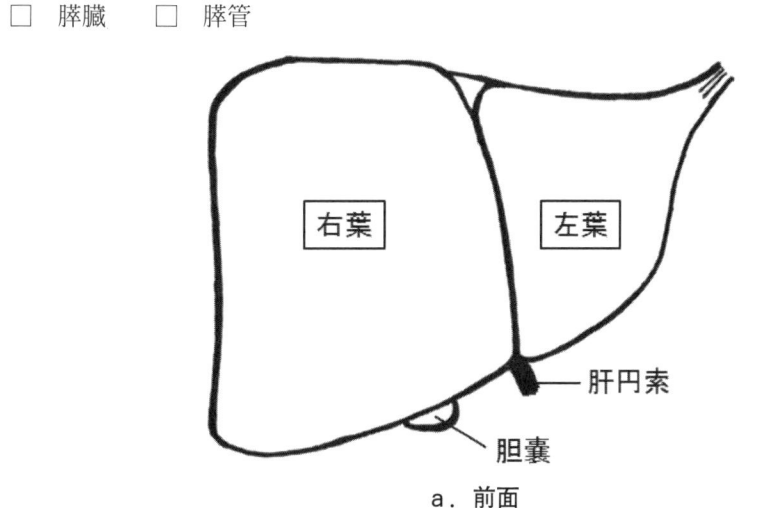

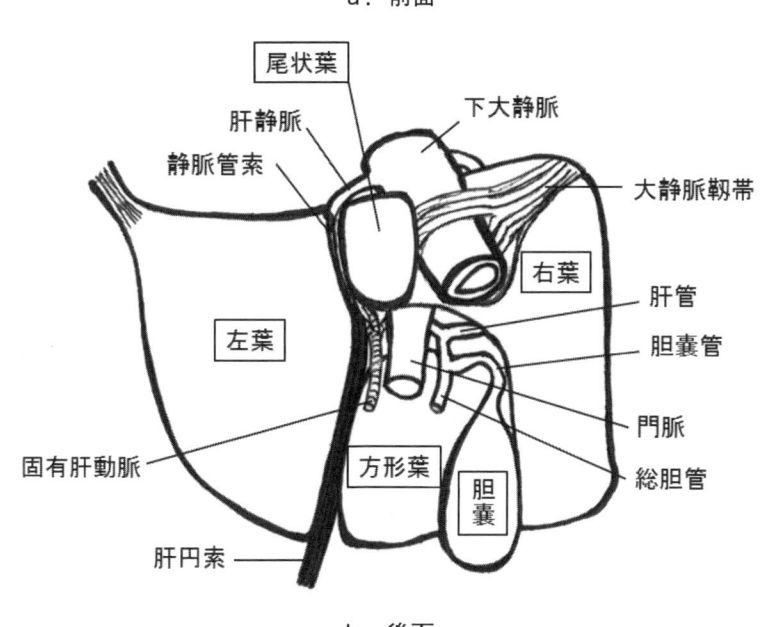

a．前面

b．後面

図13　肝臓

⑦脾臓
- ☐ 脾臓　☐ 脾門　☐ 脾動脈　☐ 脾静脈

⑧腹部の血管
- ☐ 腹大動脈（図14）
    - ☐ 腹腔動脈　☐ 脾動脈　☐ 総肝動脈
    - ☐ 上腸間膜動脈
    - ☐ 腎動脈
    - ☐ 精巣・卵巣動脈
    - ☐ 下腸間膜動脈
- ☐ 下大静脈
    - ☐ 腎静脈

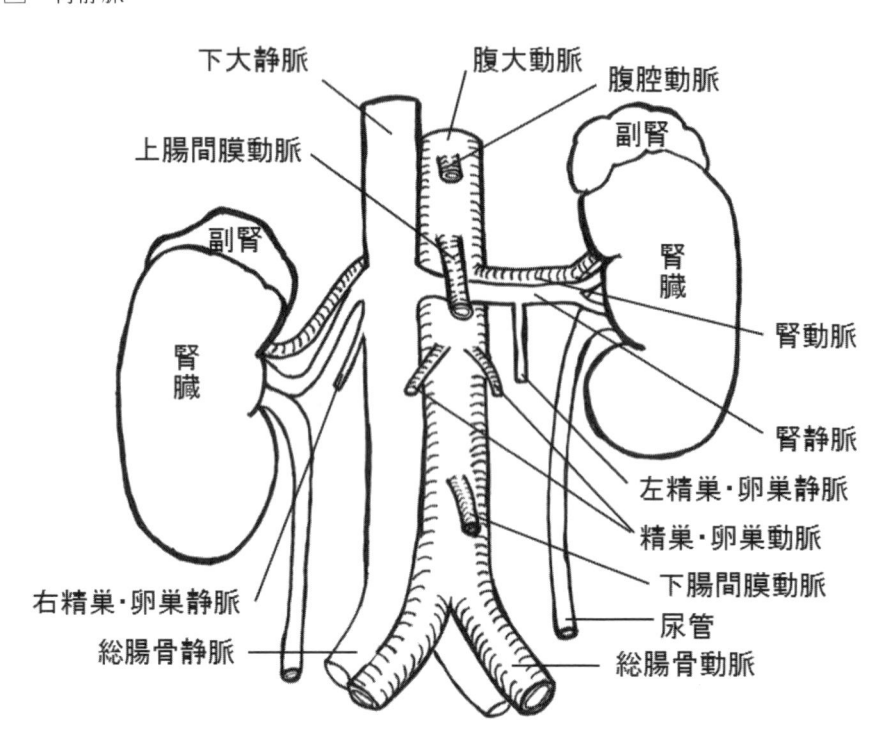

図14　腎臓と副腎および腹部血管

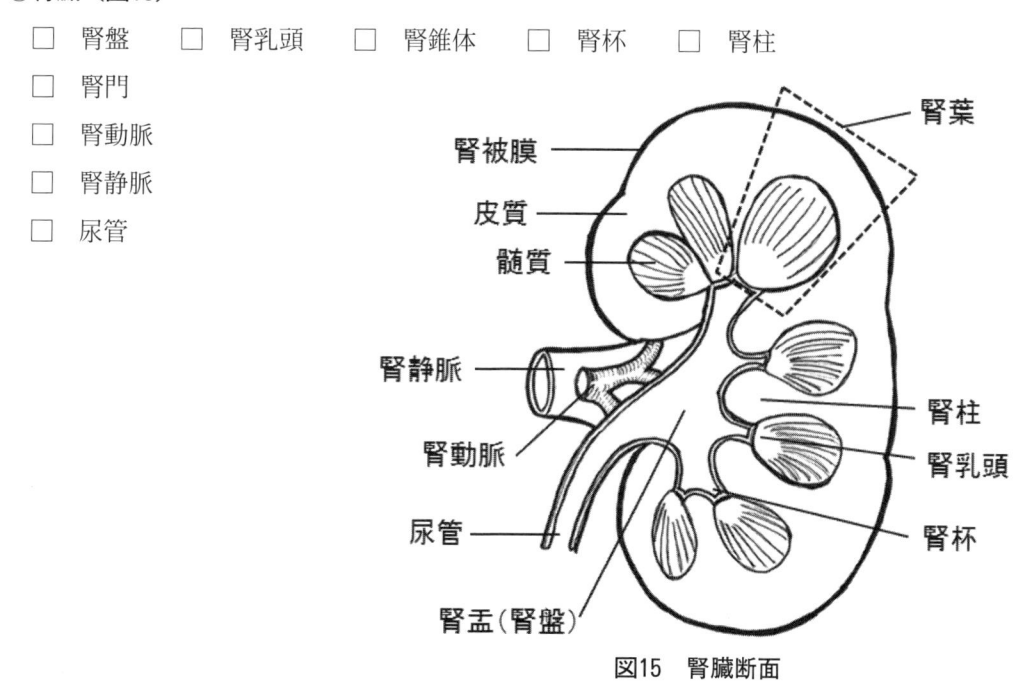

⑨腎臓（図15）
- □ 腎盤　□ 腎乳頭　□ 腎錐体　□ 腎杯　□ 腎柱
- □ 腎門
- □ 腎動脈
- □ 腎静脈
- □ 尿管

図15　腎臓断面

⑩骨盤内臓：女性骨盤内臓（図16）
- □ 膀胱　　　□ 肛門
- □ 総腸骨動脈　□ 総腸骨静脈
- □ 内腸骨動脈　□ 内腸骨静脈
- □ 外腸骨動脈　□ 外腸骨静脈

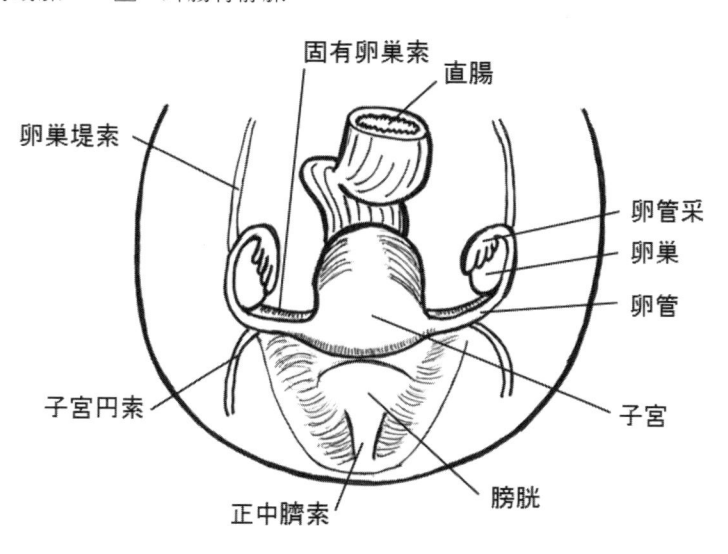

図16　女性骨盤内臓（上方から）

⑪女性生殖器（図16、図17）

- [ ] 卵巣
- [ ] 卵管
- [ ] 卵管采
- [ ] 卵管漏斗
- [ ] 卵管膨大部
- [ ] 子宮
- [ ] 腟
- [ ] 尿道口
- [ ] 陰核
- [ ] 大陰唇
- [ ] 小陰唇

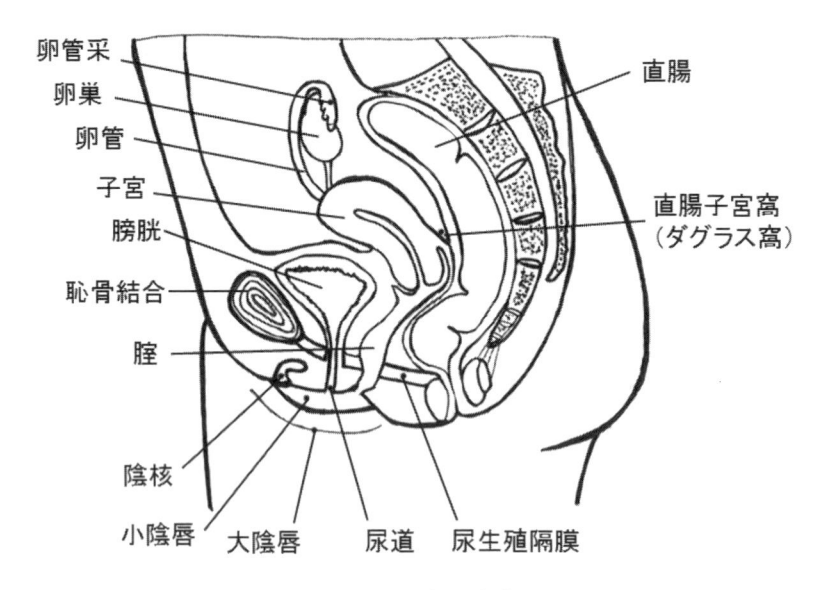

図17　女性骨盤正中断面

⑫男性生殖器（図18）

- [ ] 精巣
- [ ] 精巣上体
- [ ] 精管
- [ ] 精嚢
- [ ] 前立腺
- [ ] 陰茎
- [ ] 陰茎海綿体
- [ ] 尿道海綿体

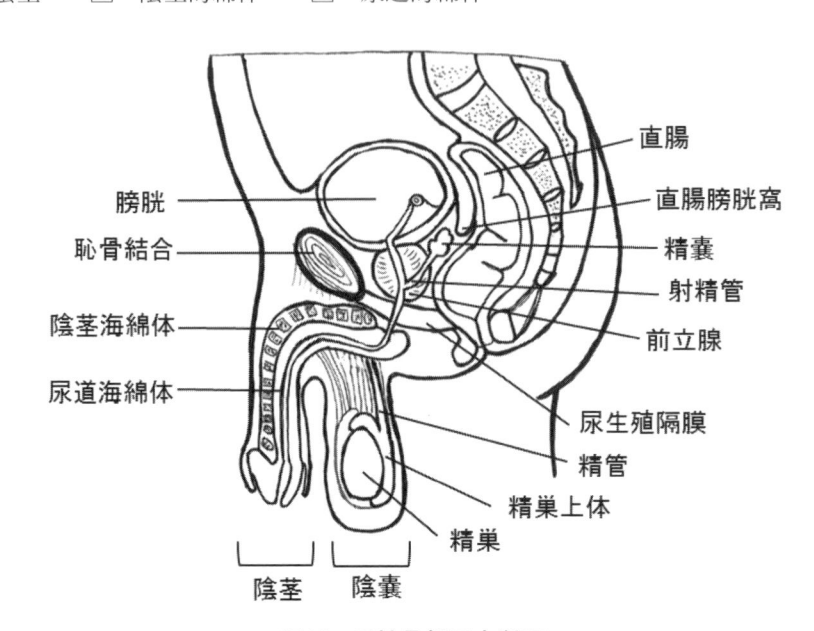

図18　男性骨盤正中断面

2.7 運動器系（骨格と骨格筋）および末梢神経系の観察

からだの各部位別に骨格と筋および末梢神経の観察を行う。骨格筋は、起始部、停止部を観察し、神経支配について学習する。末梢神経は、脳・脊髄から出て末梢にいたるまでの経路とそれぞれの神経の分布領域を観察・学習する。写真やイラストの豊富な図譜を参考書として使用する。また、本書の骨学実習の手引きを参考にしてもよい。

1．頭部および顔面の骨と筋および末梢神経
2．頸部の骨と筋および末梢神経
3．胸部・腹部の骨と筋および末梢神経
4．背部・殿部の骨と筋および末梢神経
5．上肢（上肢帯、自由上肢）の骨と筋および末梢神経
6．下肢（下肢帯、自由下肢）の骨と筋および末梢神経

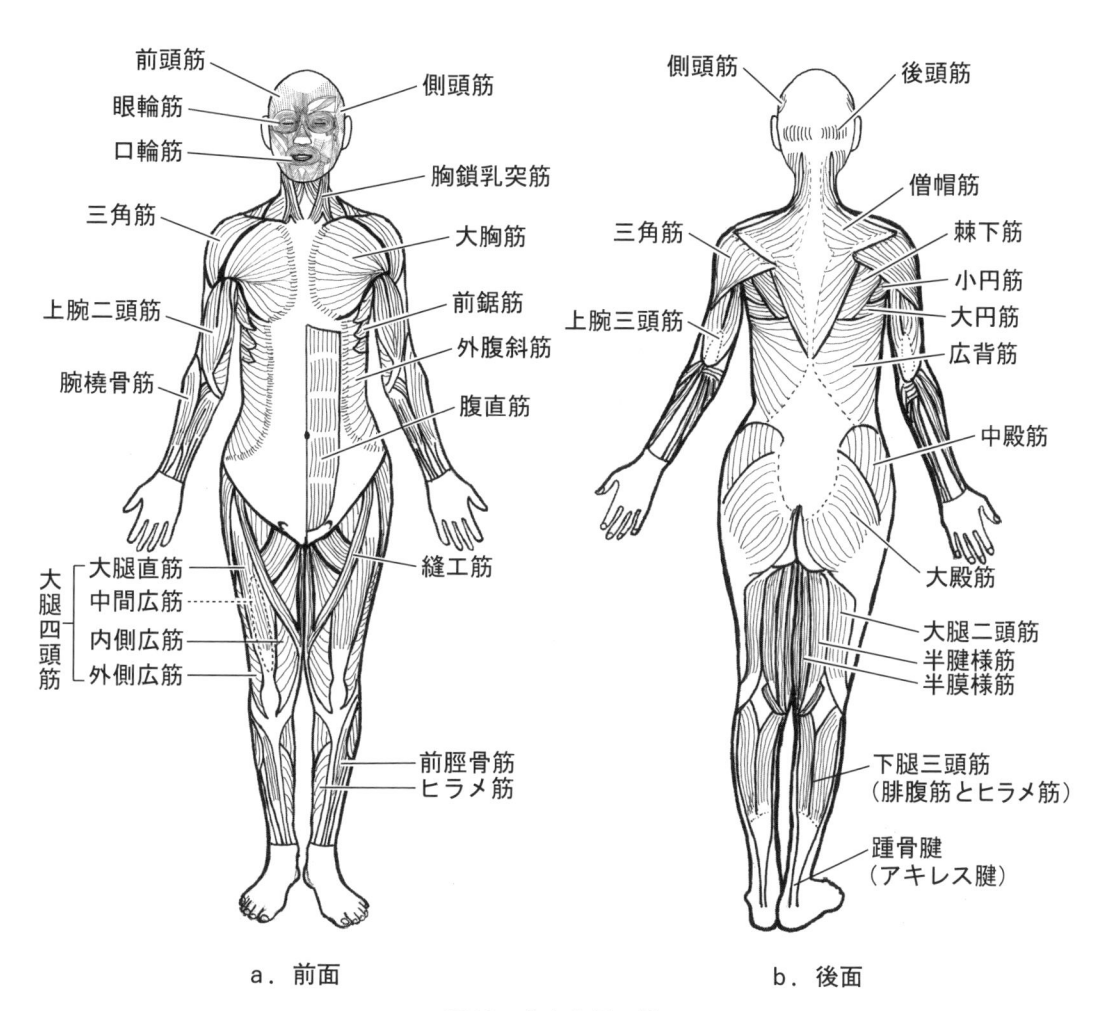

a．前面　　　　　b．後面

図19　全身表層の筋

①頭部および顔面の骨と筋および末梢神経
- ☐ 頭蓋骨　　☐ 下顎骨
- ☐ 表情筋群　☐ 眼輪筋　　☐ 口輪筋
- ☐ 咀嚼筋群
- ☐ 顔面部に分布する動脈・静脈　☐ 顔面部に分布する神経

②頸部の骨と筋および末梢神経
- ☐ 舌骨
- ☐ 胸鎖乳突筋　☐ 胸骨舌骨筋
- ☐ 頚神経叢　　☐ 横隔神経
- ☐ 脊椎骨
    - ☐ 頸椎
        - ☐ 環椎　☐ 軸椎　☐ 隆椎

③胸部・腹部の骨と筋
- ☐ 肋骨　　☐ 胸骨　　☐ 胸椎
- ☐ 大胸筋　☐ 前鋸筋
- ☐ 腹直筋
- ☐ 外腹斜筋　☐ 内腹斜筋　☐ 腹横筋
- ☐ 腰椎　　☐ 仙骨　　☐ 尾骨

④背部の骨と筋および末梢神経
- ☐ 僧帽筋　☐ 広背筋　☐ 胸腰筋膜

⑤上肢（上肢帯、自由上肢）の骨と筋および末梢神経

上肢帯
- ☐ 鎖骨　　☐ 三角筋
- ☐ 肩甲骨　☐ 棘上筋　☐ 棘下筋　☐ 大円筋　☐ 小円筋

自由上肢

上腕
- ☐ 上腕骨　☐ 上腕二頭筋　☐ 上腕三頭筋　☐ 上腕筋　☐ 烏口腕筋

前腕
- ☐ 尺骨　　☐ 橈骨
- ☐ 長掌筋　☐ 腕橈骨筋　☐ 橈側手根屈筋　☐ 浅指屈筋

- ☐ 深指屈筋　　☐ 総指伸筋

手
- ☐ 手根骨　　☐ 中手骨　　☐ 指骨

上肢の神経

腕神経叢
- ☐ 筋皮神経　　☐ 腋窩神経　　☐ 正中神経　　☐ 尺骨神経
- ☐ 橈骨神経

⑥下肢（下肢帯、自由上肢）の骨と筋および末梢神経

下肢帯

骨盤
- ☐ 寛骨
- ☐ 大殿筋　　☐ 中殿筋　　☐ 小殿筋　　☐ 梨状筋
- ☐ 上双子筋　　☐ 下双子筋　　☐ 内閉鎖筋
- ☐ 上殿神経　　☐ 下殿神経　　☐ 坐骨神経

自由下肢

大腿
- ☐ 大腿骨
- ☐ 薄筋　　☐ 縫工筋　　☐ 大腿四頭筋
- ☐ 大腿二頭筋　　☐ 半膜様筋　　☐ 半腱様筋

下腿
- ☐ 脛骨　　☐ 腓骨　　☐ 膝蓋骨
- ☐ 腓腹筋　　☐ ヒラメ筋　　☐ アキレス腱
- ☐ 前脛骨筋　　☐ 母指外転筋　　☐ 長母指伸筋

足
- ☐ 足根骨　　☐ 中足骨　　☐ 趾（指）骨

下肢の神経
- ☐ 腰神経叢
  - ☐ 大腿神経
- ☐ 仙骨神経叢
  - ☐ 陰部神経叢　　☐ 坐骨神経
    - ☐ 総腓骨神経　　☐ 脛骨神経

解剖学標本見学実習　レポート課題

1．脳のスケッチを描き、各部位の名称を記してください。

2．脊髄全体のスケッチを描き、各部位の名称を記してください。

3．心臓について、血液の経路が分かるようにスケッチを作成してください。

4．肺門がよく分かるように肺をスケッチし、各部の名称を記してください。

5．咽頭・喉頭・気管・気管支のスケッチをして、各部位の名称を記してください。

6．胃の外形についてスケッチし、各部の名称を記してください。

7．十二指腸・膵臓・胆道系のスケッチをして、各部の名称を記してください。

8．空腸、回腸、結腸それぞれの特徴について図を描いて説明してください。

9．腎臓の断面図をスケッチし、各部の名称を記してください。

10．男性生殖器・女性生殖器をスケッチし、各部の名称を記してください。

終　章
さらなるモチベーションに向けて

私は近畿大学医学部において、医学部学生に対しては解剖学に関係する講義・実習を、コメディカル学生に対しては講義と「組織学総論実習」「解剖学標本見学実習」に長く関わり、受講した学生が人体の構造や機能について学問的な興味を深くもつことを実感してきた。近年医療を行う分野の看護者において、フィジカルアセスメントが必須の学びとなっている。この学びの基礎となっているのは解剖学である。人間の構造となりたちを系統的に身につける必要のある学問である。近年、日本において、臓器移植や再生医療、iPS細胞を用いての研究開発が実際の医療となって希望の医療となってきている。その一方で、看護者は従来からの医療に伴う病気療養のケア、加えて患者の病気につながる行動を避けるための異常の早期判断とその指導、高齢者在宅医療・看護も重要な課題となってきている。これらの人材育成には、人体発生学や解剖学の系統的に書面のみでなく、実際の体験学習ができる実践の場が必須である。しかしながら、従来からの教室の学びには実践の教育に至らない現状があり、医療の分野に関わる養成には教育的課題があった。この解剖学実践体験には、医療の実施者の実施者自身の内在的な主体性や自己効力感などを高める実践的、効果的な効果が期待される、しかしながら実践の場の開放に至っていなかった。今回はコメディカル学生については、それぞれの実習の教育的効果を調査する目的で、アンケート調査を行った。「組織学総論実習」では受講後の学習意識変化について第117回日本解剖学会総会・全国学術集会（2012年）において発表した[1]。発表の要旨は次の通りである。

「コメディカル課程学生における組織学実習受講後の解剖学に対する学習意識の変化」

松尾拓哉ほか5名

　看護課程学生（66名）と柔道整復師課程学生（78名）を対象に、組織標本（筋組織、骨組織、軟骨組織、神経組織）を用いた約2時間の組織学総論実習を行った。終了後、「組織学総論実習を受講した感想」について自由記述形式のアンケート調査を実施し、138名から回答を得た。それぞれの自由記述について内容を表すキーワード（理解、興味、意識、要望、感想、操作など）を複数当てはめ分類を行った結果、学習意識の向上（理解・興味・意識）：78%、感想（良かった、感動した）：62%、要望：25%、顕微鏡操作と観察（戸惑い、わかりづらい）：15%であった。組織学実習は、コメディカル学生の解剖学に対する学習意識を向上するひとつの機会として重要な意義をもつことが示唆された。学生は、「体の各組織で一つ一つ細胞の形や色の違いが見ることができて勉強になりました」「顕微鏡で実際に細胞などを観察できて実際自分でセットして見るのとでは頭に入る度合いが違うと感じた」「時間があればもっとたくさん見たかったのが心残りです」などの感想を記述した。多くは学習意識の向上を表す内容が含まれた感想であったが、一部に顕微鏡の操作方法の戸惑いや時間が足らないという意見もあった。
　以上から、組織学総論実習は、コメディカル学生の解剖学の学習意欲の向上に有意義な影響

をおよぼしていると結論づけることができた。

　看護学生に対する「解剖学標本見学実習」の学習効果については、平塚儒子先生と共同で自己効力感と実習の感想について、アンケート形式の調査を行った。調査結果の概要は次の通りである。
　バンデューラ（BanduraA., 1977）は社会的認知理論のなかで、人がある行動をしようとするときの行動が効果的にできると認知するかどうかによって実際の行動に影響を及し、自己効力感を形成する最も効果的な方法であるとしている[2]。バンデューラは自己効力感を促進する因子として「遂行行動の達成（成功体験）」「言語的説得（励まし）」「生理的情動的状態（良好な心身の状態）」「代理的経験（同じような能力の人間が努力し成功しているのを見る）」の４つを挙げ、これらが行動を始める動機づけとなることを解説した。くわえて、自身で知ることができないもの、最高・稀少なもの、崇高・超越的なもの、による体験においても自己効力感の体験と言えると示唆している。

①解剖実習研修後の自己効力感の数と目標に向かうことのできる学生の関係

　解剖実習研修後の"自己効力感の数"と、「目標に向かうことのできる」者の関係において、「目標に向かって進んでいることが、よく、あった」者では、①達成体験、②社会的説得、③生理的・感情的状態「気分が高揚している」、④代理体験のうちの"３項目あった"者の最多は78.1％であって、次いで"２項目あった者"57.9％で、１項目の者54.8％の順で、最少は項目０の者33.9％であった。「目標に向かって進んでいることが、時々あった」者の最多は、逆に項目０は60.7％、次いで１項目の者45.2％、２項目の者39.5％の順で、最少は項目０の者で21.9％であった。「目標に向かっていない」者の０項目では5.4％、２項目2.6％であった。

項目数	目標に向かって進んでいない	目標に向かって進んでいることが時々あった	目標に向かって進んでいることがよくあった
3	0.0%	21.9%	78.1%
2	2.6%	39.5%	57.9%
1	0.0%	45.2%	54.8%
0	5.4%	60.7%	33.9%

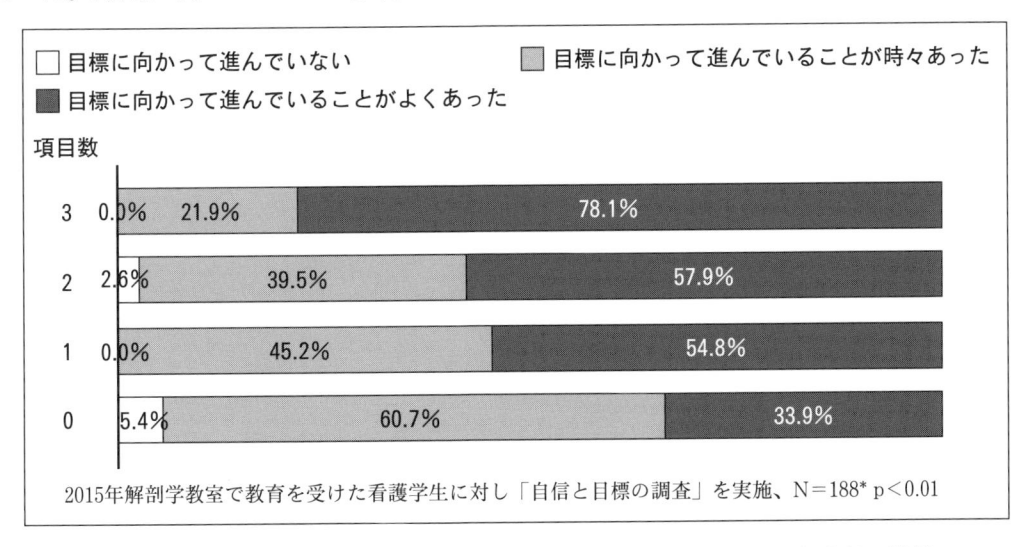

2015年解剖学教室で教育を受けた看護学生に対し「自信と目標の調査」を実施、N＝188* p＜0.01

図１　解剖実習研修後の自己効力感の数と目標に向かうことのできる者の関係

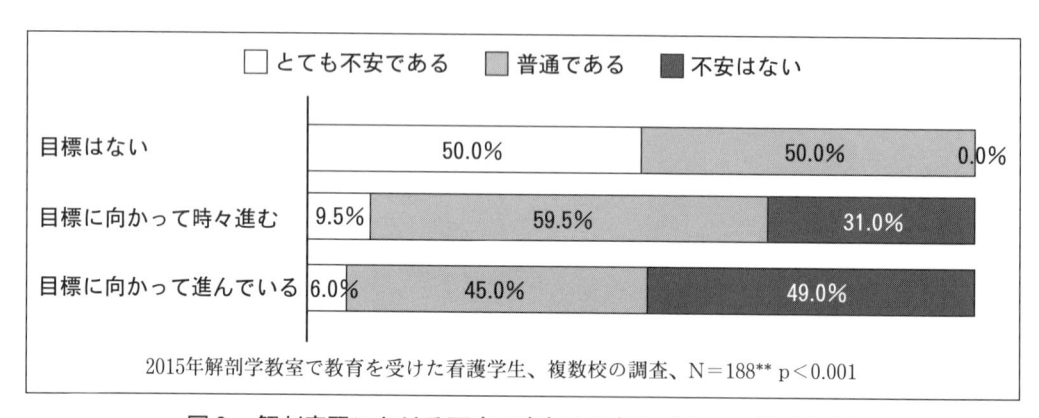

②解剖実習における不安の有無と目標に向かって進む関係について

解剖実習で"不安のない者"と、「目標に向かって進む」関係において、解剖実習の実際において、"とても不安がある"者の最多は、「目標のない」者50.0%であり、次いで「目標に向かって時々進む」者9.5パーセントであり、最少は「目標に向かって進んでいる」者は6.0%と低下の傾向にあった。

"普通である"者の最多は「目標に向かって時々進む」者59.5%で、次いで「目標はない」50.0%、最少は「目標に向かって進んでいる」者45.0%であった。

"不安のない者"の最多は「目標に向かって進んでいる」者49.0%であった。次いで「目標に向かって進んでいる」者31.0%であり、「目標のない者」では0％であった。

	とても不安である	普通である	不安はない
目標はない	50.0%	50.0%	0.0%
目標に向かって時々進む	9.5%	59.5%	31.0%
目標に向かって進んでいる	6.0%	45.0%	49.0%

2015年解剖学教室で教育を受けた看護学生、複数校の調査、N＝188** p＜0.001

図2　解剖実習における不安の有無と目標に向かって進む関係

③解剖実習研修後の自己効力感の数と自尊感情の関係

解剖実習研修後の自己効力感の数と自尊感情の関係において、自尊感情"大切な人間であると認識していることがよくあった"者の最多は自己効力感の数3項目の者で75.0%、次いで2項目の者39.5%、1項目の者の38.7%、最少は項目0の者26.8%であった。逆に、"大切な人間であると時々認識した"者の最多は、項目0の者57.1%で、次いで2項目の者52.6%、1項目の者45.2%の順で、最少は3項目の者18.8%であった。"大切な人間として認識していない"者の最多は項目0の者16.1%、次いで1項目の者14.5%、2項目の者7.9%の順で、最少は3項目の者3.1%であった。

自尊感情のうち"大切な人間であると認識していることが、よくあった"者に自己効力感の数3項目の者は、きわめて高い75.0%もの割合となっていた。

	大切な人間として認識していない		大切な人間であると時々認識した
	大切な人間であると認識していることがよくあった		

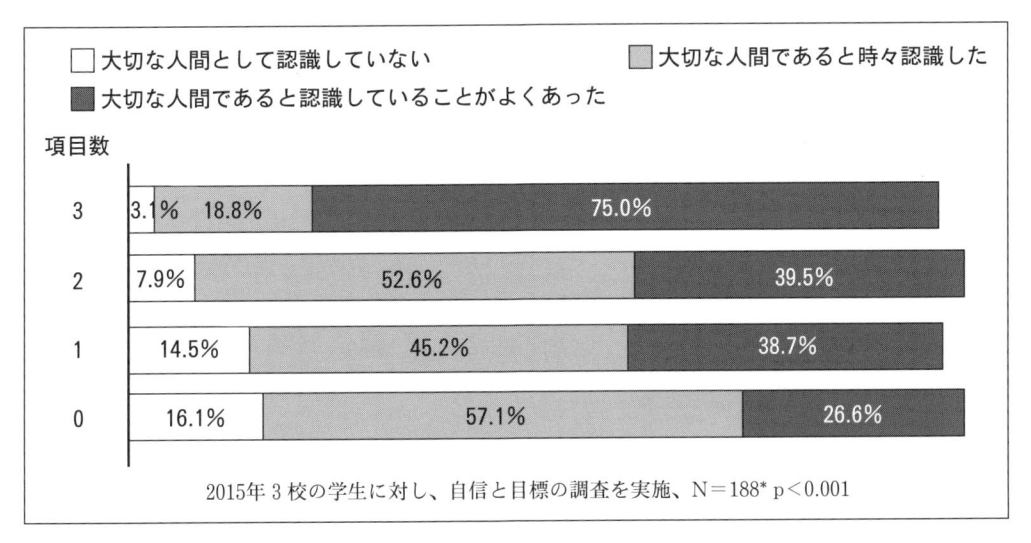

項目数

3	3.1%	18.8%	75.0%
2	7.9%	52.6%	39.5%
1	14.5%	45.2%	38.7%
0	16.1%	57.1%	26.6%

2015年3校の学生に対し、自信と目標の調査を実施、N＝188* $p<0.001$

図3　解剖実習研修後の自己効力感の数とセルフエスティーム（自尊感情）の関係

　動機とは行動を生み出す心的エネルギーである。医療従事者を生み出す行動動機（モチベーション）が強まり、それより軽いときは、実行されるという保健行動のシーソーモデルに従うとされている。"目標に向かうことが良くできる"学生は、3項目あった者の最多は78.1％、次いで2項目は57.9％、1項目54.8％の順で、最少は33.9％であった。逆に時々、目標に向かう者の項目0は60.7％、次いで1項目45.2％、2項目39.5％の順で、最少は21.9％であった。解剖実習の実際を学習することは、モチベーションを上げるためのシーソー行動目標であったといえる。

　次に自尊感情として「大切な人間であると認識していることがよくあった」者は3項目もつ者に75.0％で、次いで2項目は39.5％、1項目は38.7％、最少は0項目、26.8％であった。自尊心や自己受容の感情は自分の能力に対する自信や自分を価値ある者とみなす認知、感情と密接に結びついているとアドラーやサリバンが提唱している。これからの医療従事者となるための歴史のなかで、解剖実習の経験から人体を平面的な知識のみではなく、立体的に触れること、人を立体的にみることによって、人体を尊び、医療者になるための目標の推進力を増す。解剖学の実際は、知らないことを知ること、人体を立体的に理解していくことは、人の実際を知り、自分自身を見つめることにつながり、自分に目標を課し目標に向かって自信を得ることになり、解剖学の実際の学習が動機づけとなったと推測する。知らないことを科学的に学習する機会が与えられたことは、人に対する感謝と不安のない自信を得ることにつながる。この学習の後のアンケート調査からも、"不安のない"者の最多は「目標に向かって進んでいる」者49.0％であった。次いで「目標に向かって時々進んでいる」者31.0％であった。最近の脳科学では、不安や恐怖には、脳の中の扁桃体が重要な役割をしていて、外からの情報は視床を介して扁桃体に入力する。扁桃体は、その情報から危険かどうかを判断し、危険と判断すると不安感や恐怖と

いう感情と共に、自律神経系を介した症状が現れ、体の症状の情報が再び視床－扁桃体と入力されると不安の回路を形成することになる。なお恐怖の体験はストレスホルモンが分泌されて、学習能力に欠陥が生じて、海馬の委縮が現れ、性格形成にも偏りが生じるとされる。今回の不安のない実習を終えた学生は、目標に向かってさらに、達成し、成長していく過程にあると考えられた。医療従事者は心から、患者の尊厳性を守る医療者に成長することを望んでいる。

「解剖学標本実習を受講するとコメディカル学生は、ヒトの体の構造と機能は素晴らしいと感じる。」

平塚儒子、松尾拓哉

　「解剖学標本実習」の学習効果を調べるために、平塚と松尾は、解剖学標本実習直後の看護学生（189人）を対象としてアンケート調査を行った。"ヒトの体の構造と機能は素晴らしいと思う"については、「よくある」74％、「ときどきある」26％、「ない」1％であった。また、"今日の体験はどうでしたか"の質問に対して、「とてもよかった。」92％、「ふつう」8％であり、「よくない」と回答した学生はいなかった。

　学生の「遂行行動の達成」「言語的説得」「生理的情動的状態」「代理的経験」と"ヒトの体の構造と機能は素晴らしいと思う"という体のしくみに対する感動（以降、感動と記す）を調査した質問との関係では、遂行行動の達成が「よくあった」と回答した学生の82％が感動は「よくあった」と回答した。さらに「ときどきある」と回答した学生の69％が感動は「よくあった」と回答した。「ときどきある」と回答した学生のなかで、1名の学生が感動は「ない」と回答した。遂行行動の達成が「ない」と回答した学生（5名）は、実習体験は「よくあった」が3名、「ときどきある」が2名であった。また、"今日の体験はどうでしたか"という解剖学標本実習受講体験の感想（以降、実習感想と記す）を調査した質問との関係について、遂行行動の達成が「よくあった」「ときどきある」と答えた学生の90％以上が「とてもよかった」と回答した。「ない」と回答した学生（5名）についても実習感想は「とてもよかった」が4名、「ふつう」が1名であった。

　"自分に能力のあることを、言葉で説明され、褒められたことがある（言語的説得）"と感動との関係では、言語的説得が「よくあった」と回答した学生の70％で感動が「よくあった」と回答した。「ときどきある」と回答した学生の73％で感動が「よくあった」と回答した。「ときどきある」と回答した学生のなかで、1名が感動は「ない」と回答した。言語的説得について「ない」と回答した学生15名のなかで、感動は「よくある」93％、「ときどきある」7％であった。また、実習感想との関係では、言語的説得について、すべての回答選択肢「よくあった」「ときどきある」を選んだ学生の90％以上が「とてもよかった」と回答した。言語的説得について「ない」と回答した学生（15名）についても全員「とてもよかった」と回答した。

　"嬉しくて、心や体、など気分が高ぶったことがある（生理的情動的状態）"と感動との関

係では、生理的情動的状態が「よくあった」と回答したなかの76％が感動は「よくあった」と回答した。また、1名が、感動は「ない」と回答した。「ときどきある」と回答した学生の65％の学生が感動したと回答した。生理的情動的状態について、「ない」と回答した学生3名全員が感動は「よくあった」と回答した。また、実習感想との関係では、生理的情動的状態について、すべての回答選択肢「よくあった」「ときどきある」を選んだ学生の90％以上の学生が「とてもよかった」回答した。「ない」と回答した学生（3名）についても、すべて「とてもよかった」と回答した。

"私は、自分以外の人達の、成功に気がついた（代理的経験）"と感動との関係では、代理的経験が「よくあった」と回答したなかの77％で感動が「よくあった」と回答した。また、1名が、感動は「ない」と回答した。「ときどきある」と回答した学生の68％の学生が感動について「よくあった」と回答した。代理的経験について、「ない」と回答した学生5名全員が感動について「よくあった」と回答した。また、実習感想との関係では、すべての回答選択肢「よくあった」「ときどきある」を選んだ学生の90％以上の学生が今回の実習感動は「とてもよかった」と回答した。「ない」と回答した学生（5名）についても、すべて「とてもよかった」と回答した。

自己効力感調査において「ない」と回答した学生が解剖学標本実習を受講すると、すべての学生が"人体の構造と機能はすばらしいと思う"という感動をもち、解剖学標本実習の受講は、「とてもよかった」と回答した。したがって、自己効力感尺度の増減に関わらず解剖学標本実習の実習体験は、学生の意識のなかに残る有意義な実習であることが示唆された。

筆者のまとめとして

アンケート調査では、人体の構造と機能に関係する実習を受講することは、きわめて有意義な学習の機会であることが明らかとなった。学生諸氏には、貴重な機会を充分に活用して学習に励むことを願っている。

注
1）松尾拓哉ら、コメディカル課程学生における組織学実習受講後の解剖学に対する学習意識の変化、第117回日本解剖学会総会・全国学術集会抄録集、2012年3月甲府市
2）Albert Bandura、『激動社会の中の自己効力』本明寛 （翻訳）、金子書房、東京、1997年
3）平塚儒子、松尾拓哉、脈圧が集中力と記憶力に影響を与える要因：平塚儒子編『自己回復と生活習慣』時潮社、東京、2015年

参考図書

- 人体の構造と機能　解剖生理学実習（栄養科学シリーズNEXT）
  森田規之（編集）、河田光博（編集）、松田賢一（編集）
  講談社　2015年6月26日出版

- 標準組織学　総論　第5版
  藤田尚男、藤田恒夫（原著）、岩永敏彦（改訂）
  医学書院　2015年3月23日出版

- 系統看護学講座　専門基礎分野
  解剖生理学　人体の構造と機能①
  坂井建雄、岡田隆夫（著）
  医学書院　2015年2月1日

- 図解　解剖学事典　第3版
  Heinz Feneis（著）
  医学書院　2013年10月21日

- 管理栄養士を目指す学生のための解剖生理学テキスト　第3版
  岩堀修明（著）
  文光堂　2011年12月出版

- 人体解剖学ノート　改訂7版
  清木勘治（著）
  金芳堂　2009年12月出版

- 解剖学用語　改訂13版
  社団法人日本解剖学会（監修）、解剖学用語委員会（編集）
  医学書院　2007年3月出版

- 日本人体解剖学【改訂19版】上巻・下巻
  金子丑之助（著）
  南山堂　1999年12月出版

著者略歴

松尾 拓哉（まつお たくや）

博士（医学）近畿大学

1955年11月、和歌山県海南市生まれ、近畿大学農学部卒業、近畿大学医学部第1解剖学教室助手、同講師、現在解剖学教室・医学基盤教育部門講師

平塚 儒子（ひらつか じゅこ）

1943年、大阪府大阪市生まれ、四天王寺国際仏教大学大学院博士後期課程修了、元帝塚山学院大学教授

医療を学ぶ学生のための
解剖の手引き
―モチベーションを上げる解剖実習―

2016年3月25日 第1版第1刷　定価＝2,500円＋税
2020年2月20日 第3刷

編著者　松尾 拓哉 ©
発行人　相良 景行
発行所　㈲ 時潮社
174-0063 東京都板橋区前野町 4-62-15
電話（03）5915-9046
FAX（03）5970-4030
郵便振替　00190-7-741179　時潮社
URL http://www.jichosha.jp
E-mail kikaku@jichosha.jp

印刷・相良整版印刷　製本・武蔵製本

乱丁本・落丁本はお取り替えします。

ISBN978-4-7888-0707-5